康复医学技术与临床实践

董淑欣　孙凤玲　肖凯龙　主编

U0241713

中国纺织出版社有限公司

图书在版编目（CIP）数据

康复医学技术与临床实践 / 董淑欣，孙凤玲，肖凯龙主编. -- 北京：中国纺织出版社有限公司，2024.5

ISBN 978-7-5229-1761-0

Ⅰ.①康… Ⅱ.①董… ②孙… ③肖… Ⅲ.①康复医学 Ⅳ.①R49

中国国家版本馆CIP数据核字（2024）第090862号

责任编辑：樊雅莉　　责任校对：王蕙莹　　责任印制：王艳丽

中国纺织出版社有限公司出版发行

地址：北京市朝阳区百子湾东里A407号楼　邮政编码：100124

销售电话：010—67004422　传真：010—87155801

http://www.c-textilep.com

中国纺织出版社天猫旗舰店

官方微博 http://weibo.com/2119887771

三河市宏盛印务有限公司印刷　各地新华书店经销

2024年5月第1版第1次印刷

开本：787×1092　1/16　印张：9.5

字数：300千字　定价：88.00元

编　委　会

前　言

　　康复医学是功能医学，是提高患者生存质量的学科，已成为卫健委规定的临床一级学科之一，康复理念也逐渐深入广大临床医师心中。本书编者均为国内知名的临床医学和康复医学专家，有着坚实的理论基础和丰富的实践经验，相信本书对康复医学临床工作有很好的参考作用。

　　书中首先介绍康复医学评定基础，包括日常生活活动能力评定及言语与吞咽功能评定；其次讲述感觉和认知障碍；然后系统阐述呼吸系统疾病、循环系统疾病、消化系统疾病、泌尿系统疾病、内分泌系统疾病及骨科康复治疗。全书内容贴近临床，所选康复技术科学实用、可操作性强，可供康复科及相关科室医师参考使用。

　　由于本书参加编写的作者较多，书中难免存在疏漏乃至错误之处，敬请广大读者批评指正，以便再版时修订，谢谢。

编　者

2024 年 1 月

目　录

第一章

康复评定基础

第一节　康复评定概述

一、基本概念

康复评定是收集评定对象的病史和相关资料，提出假设，实施检查和测量，对结果进行比较、综合、分析、解释，最后形成结论和障碍学诊断的过程。康复评定的对象包括所有需要接受康复治疗的功能或能力障碍者。通过康复评定，发现和确定障碍的部位、范围或种类、性质、特征、程度以及障碍发生的原因、预后，为预防和制订明确的康复目标和康复治疗计划提供依据。广义的康复评定还包括康复目标的设定和制订治疗计划。

所谓障碍学诊断是在临床诊断基础上确定疾病或外伤所产生的后果，阐明组织、器官、系统水平的异常对于系统功能水平和作为一个社会人的整体功能水平影响的诊断（表 1-1）。障碍学诊断是康复评定的核心。正确的康复治疗计划的制订以障碍学诊断为基础。

表 1-1　疾病诊断与障碍学诊断的区别

鉴别点	疾病诊断	障碍学诊断
诊断性质	诊断疾病或细胞、组织、器官、系统水平异常	诊断疾病或外伤对功能、能力和社会参与性的影响结果
诊断目的	确定疾病种类；制订疾病的治疗方案	确定患者期望水平与实际水平之间的差距即障碍的程度；制订功能障碍的康复方案
诊断种类	病因诊断、病理解剖诊断、病理生理诊断	功能障碍诊断、功能性活动即能力障碍诊断、参与障碍诊断
诊断对象	疾病或外伤者	需要康复的患者

二、障碍学诊断的 3 个层面

根据 1980 年世界卫生组织（WHO）第 1 版《国际残损、残疾和残障分类》的分类，以及 2001 年 WHO 将上述分类修改为《国际功能、残疾和健康分类》（International Classification of Functioning, Disability and Health）即 ICF 分类，障碍被分为 3 个层面：①功能障碍（残损）；②能力障碍（残疾）；③参与障碍（残障）。康复评定涵盖上述 3 个障碍层面的内容，评定者根据患者情况，分别从不同层面对患者进行全面的评定，作出诊断。

三、康复评定与循证医学

循证医学的核心思想是：在临床医疗实践中，应最大限度地利用科学的证据指导临床实践，制订诊治决策，以减少医疗实践中的不确定性。强调以证据为基础的医学应当将医疗活动置于理性、可靠、完备、严谨的学术基础之上。

康复评定是进行高质量的康复医学研究、积累最佳研究证据的必不可少的重要手段。

四、康复评定的目的

康复评定贯穿于康复治疗的全过程。在运用各种疗法进行康复治疗的过程中，不同时期的评定有着不同的目的，从总体来讲，可以归纳为以下9点：①发现和确定障碍的层面、种类和程度；②寻找和确定障碍发生的原因；③确定康复治疗项目；④指导制订康复治疗计划；⑤判定康复疗效；⑥判断预后；⑦预防障碍的发生和发展；⑧评估投资—效益比；⑨为残疾等级的划分提出依据。

五、康复评定的类型与方法

康复评定分为定性评定、半定量和定量评定。

1. 定性评定

定性评定的对象是反映事物"质"的规律性的描述性资料而不是"量"的资料，即研究的结果本身就是定性的描述材料，主要适用于个案研究和比较研究中的差异描述。康复评定中常用的描述性定性评定资料主要通过观察和调查访谈获得。方法包括肉眼观察和问卷调查。

2. 半定量评定

半定量评定是将定性分析评定中所描述的内容分为等级或将等级赋予分值的方法。半定量分析所产生的结果要比定性评定更加明确、突出，但分值并不精确地反映实际情况或结果。临床上通常采用标准化的量表评定法。例如，偏瘫上、下肢及手的 Brunnstrom 六阶段评定法、Fugl – Meyer 总积分法等；徒手肌力检查法；日常生活活动能力的 Barthel 指数、FIM 评定等。视觉模拟尺评定也属于半定量评定。半定量评定能够发现问题所在，并能够根据评定标准大致判断障碍的程度。由于评定标准统一且操作简单，因而易于推广，是临床康复中最常用的评定方法。

3. 定量评定

定量分析的对象是"量"的资料，这些资料常通过测量获得并以数量化的方式说明其分析结果。定量分析的目的在于更精确地定性，通过定量分析可以使人们对研究对象的认识进一步精确化，以便更加科学地揭示规律，把握本质。

定量评定通常采用特定的仪器进行检查测量，如等速运动肌力测定系统、静态与动态平衡功能评定仪、步态分析系统等。定量评定将障碍的程度用数值来表示。不同的检查项目采用特定的参数进行描述。定量评定的最突出优点是将障碍的程度量化，因而所得结论客观、准确；便于进行治疗前后的比较。定量评定是监测和提高康复医疗质量、判断康复疗效的最主要的科学手段。

六、评定方法的选择与评估

信度、效度、灵敏度和特异性是考察测量工具或方法优劣的重要指标。

1. 信度

信度又称可靠性，是指测量工具或方法的稳定性、可重复性和精确性。一种测量方法的高信度在测量结果的可靠性和多次测量结果的一致性上得以体现。如果一种功能评定方法、测量工具（如评定量表、电子关节角度计）或分析方法（如步态分析系统）的重复性不好，表明该方法的信度较低。因此，在使用一种新的测量或评定方法之前，尤其是为观察治疗效果而需要进行多次评定，或在治疗过程中需要由多人进行评定时，首先要对该测量工具或方法的信度进行检验。临床中常用的信度检验包括测试者内部信度检验和测试者间信度检验。

（1）测试者内部信度检验：测试者内部信度检验是通过同一测试者在间隔一定时间后重复同样的测量来检验测量结果的可信程度。该检验检验时间间隔对评定结果稳定性的影响，因此，重复测量时，要注意两次测量的时间间隔恰当。

（2）测试者间信度检验：测试者间信度检验是检验多个测试者采用相同的方法对同一种测试项目进行测量所得结果的一致性。在测量工具的标准化程度较低的情况下尤其要进行该检验。不同测试者的结果存在较大差异时，提示该测量方法的使用将受到质疑或限制。

一种测量方法的可信程度用信度相关系数表示，系数越大，说明测量方法的可信程度越大，测量结果越可靠、越稳定。要使一个评定量表达到高稳定性、高重复性和高精确性，设计和使用时必须做到：①评分标准要明确并具有相互排他性；②量表适用范围明确；③评定项目的定义严谨，操作方法标准；④测试者应当定期接受应用技术培训，以确保操作熟练和一致。

2. 效度

效度又称准确性，指测量的真实性和准确性，即测量工具在多大程度上反映测量目的。效度越高，表示测量结果越能显示出所要测量对象的真正特征。效度根据使用目的而具有特异性。以尺子为例，用尺子测量物体的长度会得到很准确的结果。然而，如果用它测量物体的重量，则因为它和待测物之间毫无关系而使得这把尺子变得无效。由此可以看出，不同测量工具用于不同的目的，测量工具的有效性也随之变化。因此，在选择测量方法时，应根据使用的独特目的选用适当的效度检验。常用效度检验的方法大体有 3 种，即效标关联效度、内容效度和构想效度。

3. 信度与效度之间的关系

信度是效度的必要条件，但不是充分条件。两者之间的关系归纳如下：①信度低，效度不可能高；②信度高，效度未必高；③效度高，信度必然高。

4. 灵敏度

应用一种评定方法评定有某种功能障碍的人群时，可能出现真阳性（有功能障碍且评定结果也证实）和假阴性（有功能障碍但评定结果未能证实这一结论）两种情况。灵敏度是指在有功能障碍或异常的人群中，真阳性的数量占真阳性与假阴性之和的百分比。灵敏度检验也是检验效度的一种有效方法。

5. 特异性

应用一种评定方法评定无某种功能障碍的群体时，可能出现真阴性（无功能障碍且评定结果也证实这一结论）和假阳性（无功能障碍但评定结果显示有功能障碍）两种情况。特异性是指在无功能障碍或异常的人群中，真阴性的数量占真阴性与假阳性之和的百分比。特异性检验也是检验效度的一种有效方法。

（董淑欣）

第二节　日常生活活动能力评定

一、概述

1. 定义

日常生活活动（activities of daily living，ADL）的概念由 Sidney Katz 于 1963 年提出，指一个人为了满足日常生活的需要每天所进行的必要活动。ADL 分为基础性日常生活活动（basic activity of daily living，BADL）和工具性日常生活活动（instrumental activity of daily living，IADL）。

（1）基础性日常生活活动（BADL）：BADL 是指人维持最基本的生存、生活需要所必需的每日反复进行的活动，包括自理活动和功能性移动两类活动。自理活动包括进食、梳妆、洗漱、洗澡、如厕、穿衣等，功能性移动包括翻身、从床上坐起、转移、行走、驱动轮椅、上下楼梯等。

（2）工具性日常生活活动（IADL）：IADL 指人维持独立生活所必要的一些活动，包括使用电话、购物、做饭、处理家事、洗衣、服药、理财、使用交通工具、处理突发事件以及在社区内休闲活动等。从 IADL 所包含的内容中可以看出，这些活动常需要使用一些工具才能完成，是在社区环境中进行的日常活动。IADL 是在 BADL 基础上实现人的社会属性的活动，是维持残疾人自我照顾、健康并获得社会支持的基础。

2. 评定目的

（1）确立日常生活活动的独立程度。

（2）确定哪些日常生活活动需要帮助，需要何种帮助以及帮助的量。

（3）为制订康复目标和康复治疗方案提供依据。

（4）为制订环境改造方案提供依据。

（5）观察疗效，评估医疗质量。

3. 评定内容

（1）体位转移能力：①床上体位及活动能力；②坐起及坐位平衡能力；③站立及站位平衡能力。

（2）卫生自理能力：①更衣，如自己穿脱不同式样的上衣、裤子、袜子和鞋；②个人卫生，如洗脸、刷牙、修饰、洗澡、大小便及便后卫生；③进餐，如准备食物和使用餐具等。

（3）行走及乘坐交通工具能力：①室内行走；②室外行走；③上下楼梯；④上下汽车；⑤使用轮椅。

（4）交流能力：①阅读书报；②书写；③使用辅助交流用具，如交流板、图片、电脑等；④与他人交流；⑤理解能力。

（5）社会认知能力：①社会交往；②解决问题；③记忆能力。

4. 评定方法

基本的评价方法包括提问法、观察法以及量表检查法。

（1）提问法：提问法是通过提问的方式来收集资料和进行评价。提问有口头提问和问卷提问两种。无论是口头问答还是答卷都不一定需要面对面的接触。谈话可以在电话中进行，答卷则可以采取邮寄的方式。就某一项活动的提问，其提问内容应从宏观到微观。检查者在听取患者的描述时，应注意甄别患者所述是客观存在还是主观意志，回答是否真实、准确。当患者因体力过于虚弱、情绪低落或有认知功能障碍而不能回答问题时可以请患者的家属或陪护者回答问题。

由于在较少的时间内就可以比较全面地了解患者的 ADL 完成情况，因此提问法适用于对患者的残疾状况进行筛查。如前所述，有的患者可能并不能准确描述存在的问题；再者，如果患者并不具备医学、康复等方面的知识，也就没有能力区分出哪些因素是引起障碍的原因。因此，当评定 ADL 的目的是帮助或指导制定治疗计划时，则不宜使用提问法。尽管如此，在评定 ADL 的总体情况时，提问法仍是常选择的方法。它不仅节约时间、节约人力，也节约空间。

（2）观察法：观察法是指检查者通过直接观察患者 ADL 实际的完成情况来进行评价。观察的场所可以是实际环境，也可以是实验室。实际环境指被检查者日常生活中实施各种活动的生活环境，这里所指的环境，不仅包括地点如在家里，还包括所使用的物品如家中的浴盆、肥皂以及适当的时间等。社区康复常采用在实际环境中观察 ADL 实施情况的方法，检查者可在清晨起床后在被检查者家中的盥洗室里观察其洗漱情况。住院患者的 ADL 观察评定则通常在实验室条件下，即在模拟的家庭或工作环境中进行。需要指出的是，不同的环境会对被检查者 ADL 表现的质量产生很大的影响。实际环境与实验室环境条件下被检查者的 ADL 表现可能有所不同。因此，在评定的过程中应当将环境因素对于 ADL 的影响考虑在内，使观察结果更真实、准确。采用观察法评价能够使治疗师在现场仔细地审视患者活动的每一个细节，看到患者的实际表现。这一点从提问中是无法获得的，而且观察法能够克服或弥补提问评定法中存在的主观性强、可能与实际表现不符的缺陷。通过实际观察，检查人员还可以从中分析影响该作业活动完成的因素或原因。

（3）量表检查法：量表检查法是采用经过标准化设计、具有统一内容、统一评价标准的检查表评价 ADL。检查表中规定设计了 ADL 检查项目并进行系统分类，每一项活动的完成情况被予以量化并以分数表示。量表经过信度、效度及灵敏度检验，其统一和标准化的检查与评分方法使得评价结果可以对不同患者、不同疗法以及不同的医疗机构之间进行比较。因此，量表检查法是临床及科研中观察治疗前后的康复进展、研究新疗法、判断疗效等常用的手段。

二、常用评定量表

1. 量表种类

BADL 评定常用量表有 Barthel 指数、Katz 指数、PULSES、修订的 Kenny 自理评定等。IADL 常用量表有功能活动问卷（the functional activities questionary，FAQ）、快速残疾评定量表（rapid disability rating scale，RDRS）等。

2. Barthel 指数

20 世纪 50 年代中期由美国 Florence Mahoney 和 Dorothy Barthel 设计并应用于临床，是临床应用最广、研究最多的 BADL 评定方法。不仅可以用来评定患者治疗前后的 ADL 状态，也可以预测治疗效果、住院时间及预后。

3. 功能独立性测量（functional independence measure，FIM）

FIM 是美国物理医学与康复学会 1983 年制定的"医疗康复统一数据系统"（uniform data system for medical rehabilitation，UDSMR）的核心部分，包括供成年人使用的 FIMSM（functional independence measure system for medical）和供儿童使用的 WeeFIMSM（Wee Functional Independence Measure system for medical）。FIM 广泛地用于医疗康复机构，用以确定入院、出院与随访时的功能评分。可以动态地记录功能变化。通过 UDSMR 所收集的患者统计资料、疾病诊断、病损类别、住院日和不同的康复措施等信息可以确定患者功能丧失的严重程度、康复医学的成果，从而评定该部门或机构的效率与成果。该系统还可以作为多学科、多机构之间研讨残疾问题的共同语言，促进康复治疗组成员之间的交流，医疗保险机构可依此确定支付或拒付。

（孙凤玲）

第三节　言语功能与吞咽障碍评定

一、言语功能评定

（一）概述

1. 定义

语言与言语是两个既不同又有关联的概念。语言是以语音为物质外壳，由词汇和语法两部分组成并能表达出人类思想的符号系统。通过运用这些符号达到交流的目的，是人类区别于其他动物的重要特征之一。其表现形式包括口语、书面语和姿势语（如手势、表情及手语）。言语是指人们掌握和使用语言的活动，具有交流功能、符号功能、概括功能，即音声语言（L_1 语）形成的机械过程，即说话的能力。

2. 语言障碍

语言障碍是指口语和非口语的过程中词语的应用出现障碍。表现为在形成语言的各个环节中，如听、说、读、写，单独或多个部分受损所导致的交流障碍。代表性的语言障碍为脑卒中和脑外伤所致的失语症。

3. 言语障碍

是指口语形成障碍，包括发音困难或不清、嗓音产生困难、气流中断或言语的节律异常等导致的交流障碍。代表性的言语障碍为构音障碍，临床上多见的是脑卒中、脑外伤、脑瘫等疾病所致的运动性构音障碍。

4. 评定目的

了解被评定者有无言语—语言功能障碍，判断其性质、类型、程度及可能原因；确定是否需要给予言语—语言治疗以及采取何种有效的治疗方法；治疗前后评定以了解治疗效果以及预测言语—语言功能恢复的可能性。

（二）失语症及其评定

1. 失语症表现及其原因

由于神经中枢病损导致抽象信号思维障碍，而丧失口语、文字的表达和领悟能力的临床综合征，实际上是由于脑损伤使原来已经获得的语言能力受损的一种语言障碍综合征。脑卒中是失语症的最常见病因，其他包括颅脑损伤、脑部肿瘤、脑组织炎症，以及 Alzheimer 病等。

失语症表现主要涉及言语生成和言语理解两方面，常出现听、说、读、写、计算等方面的障碍，成人和儿童均可发生。但是失语症不包括由于意识障碍和普通的智力减退造成的语言症状，也不包括听觉、视觉、书写、发音等感觉和运动器官损害引起的语言、阅读和书写障碍。因先天或幼年疾病所致学习困难，造成的语言机能缺陷也不属于失语症范畴。失语症的语言症状见下述。

（1）听觉理解障碍：听觉理解障碍是失语症患者常见的症状，是指患者对口语的理解能力降低或丧失。根据失语症的类型和程度不同而表现出在字词、短句和文章不同水平的理解障碍。包括语义理解障碍（患者能正确辨认语音，但不明词义，是由于音—意联系中断造成，往往造成词义混淆或不能理解）和语音辨识障碍（患者能像常人一样听到声音，但听对方讲话时，对所听到的声音不能辨认，给人一种似乎听不见的感觉）。

（2）口语表达障碍：一般根据患者谈话的特点将失语的口语分为流畅性和非流畅性。

（3）阅读障碍：因大脑病变致阅读能力受损称失读症。阅读包括朗读和理解文字，这两种可以出现分离现象，即患者不能朗读，但可理解文字的意思，或能够正确朗读，但不理解文字的意思，或两者都不能。

（4）书写障碍：常见于以下 6 种表现。①书写不能，表现为完全性书写障碍，构不成字型。②书写障碍，表现为笔画增添或减少，或者写出字的笔画全错。③镜像书写，即书写的字左右颠倒，像照在镜子里一样。④书写过多，类似口语表达中的言语过多，书写中混杂一些无关字、词或句。⑤惰性书写，写出一字词后，让患者写其他词时，仍不停地写前面的字词，与口语的言语持续现象相似。⑥错误语法，书写句子出现语法错误，常与口语中的语法障碍相同。

2. 失语症的分类

迄今为止，对失语症的分类仍未取得完全一致的意见。一般认为，大脑某一部位的损害，会造成一组完全或不完全的语言临床症状较高频率的出现，如果损伤较局限，多表现为典型的失语症状，如果范围较广，会呈现出非典型的失语症状。因此，Benson 提出失语综合征的概念，他对失语症的分类得到了世界范围的广泛使用。我国学者以 Benson 失语症分类为基础，根据失语症临床特点以及病灶部位，结合我国具体情况，制定了汉语的失语症分类方法。

（1）外侧裂周失语：病灶位于外侧裂周围，有复述困难，这是所有失语症中了解最多，并且得到广泛承认的一大类失语。包括：①Broca 失语（Broca aphasia，BA）；②Wernicke 失语（Wernicke aphasia，WA）；③传导性失语（CA）。

（2）分水岭区失语综合征：病灶位于大脑中动脉与大脑前动脉分布交界区，或者大脑中动脉与大脑后动脉分布交界区。其共同特点是复述功能相对较好。包括：①经皮质运动性失语（TMA）；②经皮质感觉性失语（TSA）；③经皮质混合性失语（MTA）。

（3）完全性失语（GA）：全部言语模式受到了严重损害，患者几乎没有能力通过言语和书写进行交际，也不能理解口语和书面语的障碍。

（4）命名性失语（AA）：以命名障碍为唯一或主要症状的失语症。患者理解、复述好，口语流利，说话不费力，多为虚词、错语，缺乏实质词，为特征性的空话、赘语，不能表达信息。病灶部位多在左大脑半球角回或颞中回后部。

（5）皮质下失语：包括丘脑性失语（TA）和基底节性失语（BaA）。

（6）纯词聋：患者听力正常，口语理解严重障碍，口语表达正常或仅有轻度障碍。命名、朗读和抄写正常。存在对语音的辨识障碍，即患者不理解词语的信息，但是对非语音的自然音仍能辨识。

（7）纯词哑：单纯的发音障碍。说话慢、费力，声调较低，语调和发音不正常，但说话时语句的文法结构仍然完整，用词正确。听理解正常，复述、命名、朗读不能。阅读、书写可正常。可能为中央前回下部或其下的传出纤维受损所致。

（8）失读症：不能认识和理解书写或印刷的字词、符号、字母或色彩，是因不能识别视觉信号的语言含义所致。它与大脑优势半球内侧枕额脑回损害有关。失读症分为失读伴失写、失读不伴失写、额叶失读症、失语性失读4种。

（9）失写症：是不能以书写形式表达思想，原有的书写功能受损或丧失的障碍。与大脑优势半球额叶中部后侧脑回部的运动性书写中枢损害有关，而与运动、言语或理解功能障碍无关。失写症分为三大类：失语性失写、非失语性失写和过写症。

3. 评定方法

国际与国内常用的失语症评定方法如下。

（1）波士顿诊断性失语症检查（BDAE）：此检查是目前英语国家普遍应用的标准失语症检查。检查由27个分测验组成，分为5个大项目：①会话和自发性言语；②听觉理解；③口语表达；④书面语言理解；⑤书写。该测验在1972年标准化，1983年修订后再版，检查能详细、全面测出语言各种模式的能力，但需要的时间较长。在我国已将此检查方法翻译成中文应用并通过常模测定。

（2）西方失语症成套测验（WAB）：西方失语症成套测验克服了波士顿诊断失语症检查冗长的缺点，在一小时内检查可以完成，比较实用，而且可单独检查口语部分，并根据结果进行分类。此检查法的内容除了检查失语部分外还包含运用、视空间功能、非言语性智能、结构能力、计算能力等内容的检查，因此可作出失语症以外的神经心理学方面的评价。这是一个定量的失语症检查法，除可测试大脑的语言功能外，还可测试大脑的非语言功能。

此检查法可以从失语检查结果中计算出：①失语指数（AQ）；②操作性指数（PQ）；③大脑皮质指数（CQ）。以最高为100%来表示。

（3）日本标准失语症检查（SLTA）：此检查是日本失语症研究会设计完成，检查包括听、说、读、写、计算五大项目，共包括26个分测验，按六阶段评分，在图册检查设计上以多图选一的形式，避免了患者对检查内容的熟悉，使检查更加客观。此方法易于操作，而且对训练有明显指导作用。

（4）Token测验：此测验由61个项目组成，包括两词句10项，三词句10项，四词句10项，六词句10项以及21项复杂指令。适用于检测轻度或潜在的失语症患者的听理解。目前用得较多的是简式Token测验。优点是不但可以用于重度失语症患者，同时还有量化指标，可测出听理解的程度。

（5）汉语标准失语症检查：此检查是中国康复研究中心听力语言科以日本的标准失语症检查为基础，同时借鉴国外有影响的失语评价量表的优点，按照汉语的语言特点和中国人的文化习惯所编制，也称中国康复研究中心失语症检查法（CRRCAE）。此检查包括两部分内容，第一部分是通过让患者回答12个问题了解其言语的一般情况，第二部分由30个分测验组成，分为9个大项目，包括听理解、复述、说、出声读、阅读理解、抄写、描写、听写和计算。为不使检查时间太长，身体部位辨别、空间结构等高级皮层功能检查没有包括在内，必要时另外进行。此检查只适合成人失语症患者。在大多数项目中采用了六等级评分标准。使用此检查以前要掌握正确的检查方法，应该由参加过培训或熟悉检查内容的检查者来进行检查。

（6）汉语失语成套测验（ABC）：此检查法包括了自发谈话、复述、命名、理解、阅读、书写、结构与视空间、运用和计算9个大项目，并规定了评分标准。1988年开始用于临床，也是国内目前较常用的失语症检查方法之一。

（7）失语症严重程度的评定：目前，国际上多采用波士顿诊断性失语症检查法中的失语症严重程度分级。

（三）构音障碍及其评定

1. 构音障碍表现及其原因

构音是指将已经组成的词转变成声音的过程。构音障碍是指由于发音器官神经肌肉的器质性病变而引起发音器官的肌肉无力、肌张力异常以及运动不协调等，产生发音、共鸣、韵律等言语运动控制障碍。患者通常听理解正常并能正确地选择词汇以及按语法排列词句，但不能很好地控制重音、音量和音调。最常见的病因是脑血管疾病，包括脑梗死、脑出血；急性感染性多发性神经根炎因可累及延髓而产生构音障碍；其他包括舌咽神经、迷走神经、舌下神经损害如肿瘤、脑膜炎、损伤、脑性瘫痪、遗传性共济失调、多发性硬化等，运动神经元性疾病，以及肌肉疾病如重症肌无力等。

2. 构音障碍的分类

构音障碍常见以下3种类型。

（1）运动性构音障碍：由于参与构音的诸器官（肺、声带、软腭、舌、下颌、口唇）的肌肉系统及神经系统的疾病所致的运动功能障碍，即言语肌肉麻痹，收缩力减弱和运动不协调所致的言语障碍。一般分为弛缓型构音障碍、痉挛型构音障碍、运动型构音障碍、运动过多型构音障碍、运动过少型构音障碍及混合型构音障碍。

（2）器质性构音障碍：由于构音器官的形态异常导致功能异常而出现构音障碍。造成构音器官形态异常的原因有：先天性唇腭裂、先天性面裂、巨舌症、齿列咬合异常、外伤致构音器官形态及功能损伤、神经疾患致构音器官麻痹、先天性腭咽闭合不全等。器质性构音障碍的代表是腭裂。

（3）功能性构音障碍：错误构音呈固定状态，但找不到构音障碍的原因，即构音器官无形态异常和运动功能异常，听力在正常水平，语言发育已达4岁以上水平，即构音已固定化。功能性构音障碍的原因目前尚不十分清楚，可能与语音的听觉接受、辨别、认知因素、获得构音动作技能的运动因素、语言发育的某些因素有关，大多病例通过构音训练可以完全治愈。

3. 评定方法

包括构音器官功能检查和仪器检查。

（1）构音器官功能检查：主要是通过听患者说话时的声音特征，观察患者的面部如唇、舌、颌、腭、咽、喉部在安静及说话时的运动情况以及呼吸状态，让患者做各种言语肌肉的随意运动以确定有无异常。

最常用及方便的构音器官功能检查是由英国布里斯托尔市 Frenchay 医院的 Pamela 博士编写的评定方法，该方法分为 8 个部分，包括反射、呼吸、舌、唇、颌、软腭、喉、言语可理解度，影响因素包括听力、视力、牙齿、语言、情绪、体位等。我国修订的中文版 Frenchay 评定法能为临床动态观察病情变化、诊断分型和疗效评定提供客观依据，并对治疗预后有较肯定的指导作用。内容包括：①反射，通过观察患者的咳嗽反射、吞咽动作和流涎情况来判断；②发音器官，观察患者静坐时的呼吸情况，能否用嘴呼吸，说话时是否气短；口唇、颌、软腭、喉和舌静止状态时的位置，鼓腮、发音和说话时动作是否异常；③言语，通过读字、读句以及会话评定发音、语速和口腔动作是否异常。

我国学者依据日本构音障碍检查法和其他发达国家构音障碍评定方法的理论，按照汉语普通话语音的发音特点和我国的文化特点，研制了符合汉语构音特点的汉语构音障碍评定法。该评定法包括两大项目：构音器官检查和构音检查，通过此方法的评定可用于各类型构音障碍，对治疗计划的制订具有明显的指导作用。

（2）仪器检查：依靠现代化的仪器设备，对说话时喉部、口腔、咽腔和鼻腔的情况进行直接观察，对各种声学参数进行实时分析，并进行疗效评价。仪器检查包括：①鼻流量计检查；②喉空气动力学检查；③纤维喉镜、电子喉镜检查；④电声门图检查；⑤肌电图检查（EMG）；⑥电脑嗓音分析系统。

二、吞咽障碍评定

（一）概述

1. 定义

吞咽障碍是指由于下颌、双唇、舌、软腭、咽喉、食管等器官结构和（或）功能受损，不能安全有效地把食物输送到胃内的过程。广义的吞咽障碍概念应包含认知精神心理等方面的问题引起的行为异常导致的吞咽和进食问题，即摄食吞咽障碍。吞咽障碍是临床常见的症状，多种疾病可导致吞咽障碍，包括中枢神经系统疾病、脑神经病变、神经肌肉接头疾病、肌肉疾病、口咽部器质性病变、消化系统疾病、呼吸系统疾病等。

2. 临床表现

常见的吞咽障碍临床表现有：①口水或食物从口中流出，或长时间含于口中不吞咽；②咀嚼困难或疼痛；③进食过程需频繁清理口腔，或进食后食物粘在口腔或喉部；④进食或喝水时出现呛咳；⑤食物或水从鼻腔流出（鼻腔反流）；⑥需要额外液体将食物湿化或帮助吞咽；⑦声音暗哑，变湿；⑧不能进食某些食物，或进食习惯改变；⑨反复发作的肺炎或是不明原因的发热。因此可能会导致体重下降，营养不良，食物误吸进入呼吸道导致吸入性肺炎，因不能经口进食、佩戴鼻饲管等原因导致心理与社会交往障碍，如抑郁、社会隔离等。

（二）吞咽障碍的评定

1. 评定目的

了解是否存在吞咽障碍及吞咽障碍的类型、严重程度、预后，找出吞咽过程中存在的解剖和生理异常，预防并发症，为制订治疗方案、评定康复治疗效果、指导安全喂食和健康宣教提供客观依据。

2. 评定步骤

评估步骤建议由筛查开始，并作为工作常规，初步判断是否存在吞咽障碍及其风险程度，如果有或高度怀疑，则做进一步的临床功能评估和（或）仪器检查。吞咽障碍的评估强调以团队合作模式进行。

3. 筛查

筛查可以初步了解患者是否存在吞咽障碍以及障碍的程度，如咳嗽、食物是否从气管套管溢出等表现。其主要目的是找出吞咽障碍的高危人群，决定是否需要做进一步检查。筛查方法包括检查法和量表法，介绍如下。

（1）反复唾液吞咽试验：评定由吞咽反射诱发吞咽功能的方法。患者取坐位，检查者将手指放在患者的喉结及舌骨处，观察在 30 秒内患者吞咽的次数和活动度。

（2）饮水试验：患者取端坐位，像平常一样喝下 31 mL 的温水，然后观察和记录饮水时间、有无呛咳、饮水状况等，进行分级与判断。

（3）进食评估问卷调查（eating assessment tool，EAT - 10）：EAT - 10 有 10 项吞咽障碍相关问题。每项评分分为 4 个等级，0 分为无障碍，4 分为严重障碍，一般总分在 3 分及以上视为吞咽功能异常。EAT - 10 有助于识别误吸的征兆和隐性误吸，异常吞咽的体征。与饮水试验合用，提高筛查试验的敏感性和特异性。

4. 临床吞咽评估

临床吞咽评估（CSE）又称非仪器评估。CSE 视为所有确诊或疑似吞咽障碍患者干预的必要组成部分。CSE 包括临床病史检查、口颜面功能和喉部功能评估和进食评估 3 个部分。

5. 摄食—吞咽过程评定

通过意识程度，进食情况，唇、舌、咀嚼运动，食团运送情况，吞咽后有无食物吸入、残留等相关内容来观察和评定摄食—吞咽过程中各个阶段出现的问题，其中容积—黏度吞咽测试（V - VST）是一个基本满足这些要求的理想的评估工具。

容积—黏度吞咽测试主要用于吞咽障碍患者进食安全性和有效性的风险评估，帮助患者选择摄取液体量最合适的容积和稠度。一般测试时选择的容积分为少量（5 mL）、中量（10 mL）、多量（20 mL）3 种；稠度分为低稠度（水样）、中稠度（浓糊状）、高稠度（布丁状）。按照不同组合，完整测试共需九口进食，观察患者吞咽的情况，根据安全性有效性的指标判断进食有无风险。

（1）安全性方面的临床特征：提示患者可能存在误吸，有导致呼吸系统并发症、肺炎的相关风险，基于安全性方面征象，以下指标可判断是否有必要增加稠度继续检测，或暂停测试。其观察指标有：①咳嗽，吞咽相关的咳嗽提示部分食团已经进入呼吸道，可能发生了误吸；②音质变化，吞咽后声音变得湿润或沙哑，提示可能发生了渗漏或误吸；③血氧饱和度水平下降，基础血氧饱和度下降 5%，提示发生了误吸。

（2）有效性方面的临床特征：提示患者未摄取足够热量、营养和水分，可能导致营养不良和脱水等相关风险，因不会使患者的健康受到威胁，故没有调整稠度的必要。基于有效性方面的特征，需进行以下相关记录。①唇部闭合：闭合不完全导致部分食团漏出。②口腔残留：提示舌的运送能力受损，导致吞咽效率低。③咽部残留：提示咽部食团清除能力受限。④分次吞咽：无法通过单次吞咽动作吞下食团，降低摄取有效性。

6. 特殊检查

包括吞咽造影检查、电视内窥镜吞咽功能检查、测压检查、超声检查以及肌电图检查等。特殊检查需要专门的设备和技术人员，在一定程度上限制了其在临床上的广泛应用。

（1）吞咽造影检查：是目前公认的最全面、可靠、有价值的吞咽功能检查方法，为在X线透视下，针对口、咽、喉、食管的吞咽运动所进行的特殊造影。通过这项检查，临床上可以明确患者是否存在吞咽障碍，发现吞咽障碍的结构性或功能性异常原因、部位、程度、所属分期和代偿情况，判断有无误吸，尤其是导致肺炎的高危险性误吸。并且评价代偿的影响，如能否通过特殊吞咽方法或调整食物黏稠度来减轻吞咽障碍，为治疗措施（进食姿态和姿势治疗）的选择和疗效评估提供依据。检查过程中，治疗师可观察何种食物性状及姿势代偿更适合患者。

（2）电视内窥镜吞咽功能检查：使用喉镜经过咽腔或鼻腔直观观察会厌、杓状软骨、声带等的解剖结构和功能状态，如梨状隐窝的唾液潴留、唾液流入喉部的情况、声门闭锁功能、食管入口处状态及有无器质性异常等。还可让患者吞咽液体、浓汤或固体等不同黏稠度的食物，更好地观察吞咽启动的速度、吞咽后咽腔残留，以及有无食物进入气道等情况，由此评估吞咽功能及误吸风险。

（3）测压检查：是目前唯一能定量分析咽部和食管力量的检查手段。由于吞咽过程中咽部期和食管期（或者是咽部和食管）压力变化迅速，使用带有环周压力感应器的固体测压管进行检查，每次吞咽过程，压力传感器将感受到的信息传导到电子计算机进行整合及分析，得到咽收缩峰值压及时间，食管上段括约肌静息压、松弛率及松弛时间。根据数据，分析有无异常的括约肌开放、括约肌的阻力和咽推进力。

（4）超声检查：通过放置在颏下的超声波探头（换能器）对口腔期、咽部期吞咽时口咽软组织的结构和动力，舌、舌骨、喉的运动，食团的转运及咽腔的食物残留情况进行定性分析。超声检查是一种无创无放射性检查，能在床边进行，并能为患者提供生物反馈。与其他检查比较，超声检查对发现舌的异常运动有明显的优越性，尤其在儿童患者中。但是，超声检查只能观察到吞咽过程的某一阶段，而且由于咽喉中气体的影响，对食管上括约肌的观察不理想。

（5）肌电图检查：用于咽喉部的肌电图检查一般使用表面肌电图（SEMG），即用电极贴于吞咽活动肌群（上收缩肌、腭咽肌、腭舌肌、舌后方肌群、舌骨肌、颏舌肌等）表面，检测吞咽时肌群活动的生物电信号。

（肖凯龙）

第二章

感觉和认知障碍

第一节　感觉障碍的评定与影响

一、感觉障碍的评定

Bobath 在 1978 年提出，康复治疗要依赖感觉功能来促进正常的运动，抑制异常的姿势。Reding 和 Potes 在 1988 年的一项临床研究也表明，95 例脑卒中后偏瘫患者，同时存在感觉及运动功能障碍者的康复效果要差于只有运动功能障碍者。存在感觉功能障碍能够解释一些脑卒中患者为什么动作笨拙，给予感觉功能的训练，会使运动功能取得巨大的进步。如果我们对感觉功能障碍不能很好的认识和评定，就无法训练感觉功能及监测其进步。更为重要的是，在制订康复训练计划时不能够满足患者的真正需要，因此无法取得最好的治疗效果。物理治疗师、作业治疗师及康复医师已经达成共识，感觉功能的评定为康复预后的判断和患者的住院康复时间的确定提供重要的信息。长期以来，康复治疗工作者往往忽略患者的感觉障碍，其中一个可能的原因为缺乏感觉障碍神经功能的可靠客观的评定方法。

1. **浅感觉的评定**

（1）痛觉检查：充分暴露检查部位，在其两侧对称部位用大头针力量均匀地轻刺患者皮肤，并请患者回答"痛"还是"不痛"，如痛觉有障碍再上、下对比，查出痛觉障碍的范围。

（2）温觉检查：分别用凉水（5~10 ℃）试管和热水（40~50 ℃）试管，轮流接触患者皮肤，观察其能否辨别冷热。如不能辨别即为温觉障碍。正常人能辨别出相差 10 ℃ 的温度。

（3）触觉和压觉检查：检查触觉可用棉签或软纸片，患者回答"有""无"或"报数"。能够感受触觉的患者，应进一步让其说出所触的皮肤部位，此即定位觉。触觉正常的患者，定位觉可以正常也可以不正常。定位觉正常误差手上 <3 cm，其他部位 <10 cm。在偏瘫患者，测定定位觉更重要。压觉检查是用手指或钝物如笔杆交替地轻触和下压皮肤，请患者分辨压迫的轻重。

2. **深感觉的评定**

（1）位置觉和运动觉：这两项感觉是检查关节被动运动的能力的，位置觉能感知某个关节或肢体的位置，运动觉能感知各关节被动运动的方向，这两项深感觉常同时测量。患者闭眼情况下检查者被动活动患者肢体各个部位，如轻轻移动患者的手指及脚趾，让患者说出移动的方向、关节所处的位置，移动幅度约 5°，移动时检查者的手指放在移动方向的两侧，用力宜轻，以免压觉干扰，当发现有障碍时可加大幅度，如果患者仍无感受，再试验较大的关节，最后做出记录。这种检测可先在患者睁眼的情况下进行，以便让患者了解检查的目的和熟悉检查的要求，然后在闭目的情况下进行检测。此外还可以用以下方法检查。①拇指试验：患者闭眼，检查者把持患者前臂，让患者拇指伸直，并使患者作腕关节伸屈活动 2～3 次后停止于某一位置，此时让患者用其健手寻找患肢的拇指，当有位置觉障碍时，则手指方向偏误，手指进行不能呈直线。②合掌试验：患者闭目，让患者两手合掌，左右手指交互合掌。一侧有深层感觉障碍时，当作手指交互合掌时该侧手两指并合而不感知。

（2）振动觉：把振动的音叉置于骨突出部位，请患者回答有无振动的感觉。

3. 复合感觉的评定

（1）两点辨别觉：用双脚规以一点或两点交替接触皮肤，让患者说出是一点还是两点，至能回答两点最小距离为止。正常身体各部位辨别两点能力不一，指尖为 3～8 mm，手掌为 8～12 mm，手背为 20～30 mm，上臂和大腿为 60～70 mm，前胸为 40 mm，背部为 40～70 mm。

（2）实体觉：是了解患者用手触、摸来判别物体名称的能力。有人认为实体觉丧失是属于失认症的一种。检查时将患者熟悉的物品放于其手中，让他闭目充分触摸，说出物品的名称或特性（大小、形状、软硬、原料等）。正常人可识别出拿在手里的物品，但偏瘫患者往往不能识别，该方法是评价脑卒中患者的重要内容。重量觉用重量相差至少 1 倍的两物体先后放入同一侧手中，让患者区别。

感觉检查很繁琐又容易发生误差，注意选择患者精神状态良好、意识清楚时检查。检查前让其了解检查的方法和意义，争取患者充分合作。检查时请患者闭目或遮住检查部位，注意左右相应部位和远近端的对比。检查顺序一般从感觉障碍区至正常区。过度疲劳可使患者感觉阈增高，可分几次完成。

4. 相关量表的评定

（1）Fugl‑Meyer 感觉评价量表：应用检查者的手指触摸被检查者的手臂、腿部、手掌和足底的皮肤来评价轻触觉。应用上肢肩关节、肘关节、腕关节、拇指的运动位置，应用下肢髋关节、膝关节、踝关节和踇趾的运动位置来评价位置觉。因此，即使按照此量表逐项记录了评分，也无法细致地反映感觉功能的真实水平。一项关于此量表的研究表明，其信度、效度及灵敏度均较低，并不适用于脑卒中患者感觉功能的临床评价。

（2）Rivermead 躯体感觉评定量表（RASP）：是由 Winward 发明的相对较新的临床评定量表，测量了 5 种初级感觉，包括针刺觉、表面压力觉、触觉位置觉、温度觉及关节运动觉；以及两种次级感觉，精细触觉和两点辨别觉。为了增加测量的可信度，设计了一种电针仪来提供均匀一致的压力刺激；一种装置提供精确的温度，以保证一致性；定做了四角规来测量指垫的两点辨别觉。Winward 研究了 RASP 的可信度，结果表明此量表具有很好的评定者内及评定者间信度。Carey1993 年发明了触觉检查方法，在 1997 年又做了轻微的修改，目的在于发展量化和标准化的检查方法。用于临床上检测脑卒中患者的主动触觉敏感性。测试主要是在塑料的表面分隔等距离的边缘，由患者主动用手去触摸这些凹凸不平的边，如果患者上肢功能很差，无主动运动，则由评定者辅助患者完成触摸动作。此测量方法的优点在于量化较好、较规范可靠，而且有标准的指导语。然而在测量所需要的时间方面仍存在问题，其局限性在于只能测量手部的触觉。Dannenbaum 发明了一种测量动态和静止触压觉的方法。具体的方法为：测量动态的触压觉是通过不同质地的毛刷在受试者示指的末节手指上刷擦，让受试者指出用的是哪一把毛刷。测量静止触压觉是通过用绳子吊起不同质量的球，在受试者的小鱼际上反复施加压力，让受试者用手主动握住球来感觉。球和手接触的频率应是 20 秒内不少于 5 次，否则会产生感觉的遗忘。经研究证明此方法具有较好的信度及效度。研究认为此方法评价的是高级皮层感觉的实体觉。此方法的局限性为只是测量了手部的触压觉。Kim 与 Choi - Kwon 应用圆盘刺激器来测量拇指、中指和小指末端的两点辨别觉。刺激器两个点的距离分别为 2 ~ 8 mm 不等的可调范围。应用此刺激器的缺点为刺激的压力和速度不同，导致结果的主观性和不可靠。Carey 研究发现测量手的两点辨别觉并不可靠，因为许多脑卒中后的患者健侧手和患侧手的两点辨别觉没有差别。

（3）诺丁汉感觉评价量表（NSA）：由 Lincoln 在 1991 年正式提出，用于临床上检测感觉功能障碍，其内容包括轻触觉、压觉、针刺觉、温度觉、触觉定位觉、本体感觉、两点辨别觉及实体觉。

5. 感觉功能损伤的评定

评价感觉功能损伤的客观方法是躯体感觉诱发电位（SEP），诱发电位的产生是神经系统对感觉刺激产生的电信号反应。躯体感觉诱发电位（SEP）检查的意义在于检查由大脑的感觉中枢至周围神经的感觉传导通路是否完整。其检查结果与临床检查得到的结果具有一致性，尤其是关节位置觉。脊髓病损时 SEP 的共同点是：凡引起深感觉障碍者，其相应 SEP 为异常；仅有浅感觉障碍时其相应 SEP 多属正常，如脊髓丘脑束切断术对 SEP 无任何影响。脑干局灶性梗死或腔隙性梗死时 SEP 的检测结果主要取决于病灶是否累及内侧丘系。病灶略大则内侧丘系受累的概率较大，若累及内囊的体感传导通路，N20 可能缺如。脑干或丘脑出血性脑血管病时除 N13 正常外，其后各波多为异常或消失。脑干或丘脑血管病的恢复期 N13 ~ N20 和 N13 ~ P25 峰间潜伏期（IPL）的改善多与临床病情好转相一致。大脑半球的病损包括大脑皮质、皮层下白质和灰质病损，其体感诱发电位的特征为：临床感觉障碍与一级体感皮层原发反应异常的相关性较差。如大脑血管病有各种不同程度的感觉障碍者 40 例，其中 27 例 SEP 异常；无感觉障碍者 34 例，其中 25 例 SEP 异常。而深感觉障碍与 N20、P25 异常有一定的相关性，与痛、温觉障碍程度无关；其后皮层早成分异常则与各种感觉障碍严重程度相关。SEP 异常反应形式主要为病例各成分波幅降低或增高，潜伏期变化少见。通常有深感觉障碍者 SEP 早成分均受累，有痛觉和温觉障碍者，多选择性地影响 N35 和 P45，各种皮层病损时 P45 和 N65 最易受累。

临床病情与 SEP 相关性：病情加重时原先异常的 SEP 异常程度加重，但病情好转则 SEP 改变不一，有的 SEP 随之改善或恢复到正常范围，有的 SEP 则无任何改变，这可能与引起 SEP 改变的病变性质和部位等多种因素有关。机械刺激法 SEP 结果与感觉障碍相关，大脑半球病损时用机械性刺激法检测 SEP，其结果如下：有感觉障碍者 18 例，其中 15 例 SEP 异常；9 例无感觉障碍者，SEP 均为正常，似乎这种检测法其 SEP 结果与临床感觉障碍相关性较好。

病灶大小与一级体感皮层原发反应变化：有研究表明 50 例急性脑梗死患者的 SEP 结果，发现病灶大小与 N20 的关系为：①中央后回小梗死灶，N20 保存（有或无形态改变）；②中央后回及其下方白质大梗死灶，N20 完全消失；③累及丘脑者，N20 也消失；④皮层病灶急性期 N20 尚保存，恢复期 N20 可消失；⑤急性期 N20 可较早提示感觉功能的预后。早期 N20 完全消失者，恢复期无 1 例感觉功能有改善。

病灶部位与体感诱发电位变化：据 22 例基底节以上单个局灶性病损者的 SEP 研究报道（定位由临床体征和影像学检查确定，SEP 以耳垂为参考，以受检者自身健侧为对照），其结果如下：①额前区病灶共 5 例，SEP 均正常（包括中央前区，P22～N20 和中央后区 N20～P25～P45）；②中央前区病灶共 4 例，中央前区 P22～N30 波幅降低或消失，而中央后区 N20～P25～P45 保存；③中央后区（顶叶）病灶共 7 例，中央前区 P22～N30 保存，中央后区 N20～P25～P45 减弱或消失，或为 P25、P45 异常；④顶叶小病灶共 2 例，临床仅有实体觉与图形觉丧失，N20～P25 减弱或消失，而中央前区 P22～N30 正常。由此可见，半球病变时 SEP 检测以耳垂为参考对中央沟前后部病变定位有其价值。Pereon 研究表明：卒中后一周测量 SEP，其结果对感觉功能的恢复预后有十分重要的意义。Feys 的研究表明，运动任务完成情况的检查与 SEP 检查相结合能够准确预测上肢运动功能的恢复。临床上，感觉障碍评定较粗，且主观成分多，缺乏量化、客观、全面的指标。动物实验方面，还没有检索到评价脑卒中后感觉障碍的方法及可靠公认的动物模型。

二、感觉障碍对康复的影响

感觉功能与运动功能密切相关，在低等动物，中枢神经系统处理整合的能力有限，仅能根据感觉引起自发的运动反应，无论这种反应对自身有利还是有害。在高等动物，如人类，中枢神经系统十分发达，即使相同的感觉输入也会引发不同的运动反应。例如，同是由受伤引发的疼痛的感觉输入，人们在战场和运动场会有不同的运动反应。我们能够预测运动的结果，所以人们不会为了使自己痒而自己搔抓自己。运动的功能与感觉损伤的程度呈负相关。Musa 在 1986 年，DeSouza 在 1983 年分别证明了灵长类即使运动功能完整，如果感觉功能缺失也无法活动肢体。如果没有感觉系统提供运动的初始位置和运动时外界环境变化的反馈，就无法形成有效及协调的运动。肌肉和关节的运动是对预先运动计划的执行，是对感觉输入信息的反应。这一过程通过感觉皮层收集来自周围神经的感觉信息，将这些信息编码后发送至相关大脑皮质解释，在这些信息到达运动皮层之前，基底节和小脑负责处理这些信息。小脑需要持续的感觉反馈才能够调节动作的目的性和准确性。因此，一旦感觉输入中断，输出的运动也会受损。Nudo 一项在 2000 年的研究表明，由于大脑运动皮质损伤引起的运动功能障碍，部分是由于感觉皮层或感觉皮层与运动皮层的联系纤维受损所致。在上肢与手的灵活性运动中，需要小肌肉有目的、精确的收缩，感觉功能的反馈尤其重要，感觉功能训练的目的就是通过感觉反馈和既往体验的积累来提高运动控制能力。完整的感觉输入是感觉与运动相互作用的基础，监测及评定感觉功能是脑卒中患者康复训练过程中和评定功能恢复程度的重要内容。

感觉是运动的动力，正常的感觉系统对正常肌力的维持是很重要的。与运动功能直接有关的感觉障碍有偏盲、关节位置觉和运动觉的丧失以及疼痛等。内囊后肢的视放射和枕叶视觉中枢的病变可引起对侧同向偏盲和对侧象限盲，产生视野缺损，患者看不见患侧整个或部分的物体，进而产生姿势异常和步态异常。患者为了弥补患侧视野缺损总是把头转向患侧来观察该方向的物体，以避免碰撞或摔倒。走路时非常紧张，协调性差，并且由于头部转动带动躯体向患侧转，进而导致偏瘫步态加重。关节位置觉和运动觉的丧失可产生感觉性共济失调的运动障碍，即患者丧失了对身体某些部分的空间定位感觉，丧失了对运动方向和范围的感觉，特别当没有视觉控制时更为明显，出现动作不准确，静态或动态的平衡障碍以及姿势异常。这类患者在运动中由于关节位置的反馈信号传递和接收异常往往需要以视觉来补偿，走路时不但要看前面而且要看自己在什么位置以调整平衡和姿势。偏瘫患者是否有压觉障碍直接影响其站立功能及软瘫期肌张力的提高。疼痛影响患者运动的能力和兴趣，疼痛可以限制被动和主动的活动，使关节活动度减少，痉挛加重。常见的肩关节疼痛往往是妨碍上肢功能活动的主要原因，由于疼痛限制，可使日常生活动作不能完成，而且疼痛可以加重患侧上肢水肿，进而影响手的功能。由于疼痛患者不愿主动训练患肢，甚至拒绝治疗，一旦形成肩关节已固定或半固定则更不利于疼痛的缓解。总之，一般来说，有严重、持久感觉障碍的偏瘫患者，其运动功能的恢复是很差的。

有报道认为患侧下肢的感觉功能障碍可以引起立位静态平衡的受损、步速的异常、动态平衡的受损和步态不协调。如果不对感觉障碍进行干预，症状会在发病后 3 个月内好转，但也会遗留一定程度的感觉障碍症状。有两项研究证实了评价感觉训练对脑卒中后下肢功能的影响，Morioka 和 Yagi 在脑卒中患者的康复期中对硬度的辨别觉进行训练，结果患者的姿势控制能力显著改善，但是两点辨别能力无明显提高。由于硬度的辨别训练需要在立位进行，所以对姿势控制的改善也许与立位保持时间延长促进了姿势控制有关。Hillier 和 Dunsford 对脑卒中后遗症期（病程大于 2 年）的 3 例患者进行 2 周的感觉功能训练，结果发现 2 例患者轻触觉改善明显，但是本体感觉无明显改善，姿势控制能力也无明显改善。其余 1 例患者在单肢支撑姿势控制能力方面明显改善。需辨别能力的感觉如本体感觉和实体觉经常受损，而轻触觉、针刺觉、痛觉和温度觉往往保持完整。本体感觉功能对运动计划的理解和控制及发起运动十分重要。严重的感觉缺失可以影响患侧手的运动，即使随意肌出现运动，手部动作也不能完成。这种行为的异常与习得性失用有关，也可以在灵长类动物的感觉失传入时看到，这种行为异常会使运动行为进一步损伤。因此，感觉功能的恢复，尤其是本体感觉，对脑卒中后躯体功能的恢复有十分重要的意义。脑卒中后感觉障碍的严重性依次为本体觉、触觉、痛觉和温度觉，皮质盲或视野缺损，可导致患者触摸困难，持物不稳，站立和行走困难以及技巧性运动不协调，皮质盲者影响阅读及文字交流，不能完成工作，生活质量下降。

躯体感觉系统完整不仅对于运动的协调性和准确性十分重要，而且对自身与周围环境的相互作用有积极的作用。它有助于我们了解周围的环境，提示哪里有危险，哪些姿势不舒服，避免皮肤的压疮和摩擦伤，提供与他人交流的方法，也是体象感觉的重要组成部分。感觉功能的障碍对脑卒中患者的护理十分不利，降低日常生活自理能力。

（董双虎）

第二节 感觉障碍的康复治疗

一、感觉障碍的恢复

一些临床和基础研究表明，通过改变感觉输入可以改变大脑感觉皮层的躯体定位图，如果感觉皮层周围卒中，会引起皮层的神经功能重组。Wikstrom 在 2000 年应用脑磁波描记技术（MEG）发现，轻触觉和两点辨别觉在脑卒中后 2～3 个月的回复过程与躯体感觉区诱发记录到的磁场范围的增加相平行，提示在初级躯体感觉皮质周围存在功能的重建。此项研究的局限性在于只对初级感觉皮质进行了观察，而且 MEG 的空间分辨率也不及功能性磁共振成像（fMRI）。Carey 在 1997 年研究 1 例脑卒中患者，通过触觉分辨测验（tactile discrimination test）诊断为触觉障碍，分别在卒中的 2 周、3 个月及 6 个月进行全脑的 fMRI 检查，感觉区的再次激活发生在卒中后的 3 个月，表明了此时期出现感觉功能的恢复，并且一直持续到卒中后 6 个月。而感觉功能障碍较重的 2 周没有记录到功能区的激活。

Julknen 和他的同事们观察了 5 例急性脑卒中伴有感觉障碍的患者，分别在卒中后的 1 周、3 个月和 12 个月做了 SEP 检查，同时应用量化的感觉检查量表检查，项目包括触觉、两点辨别觉、皮肤定位觉、运动觉、皮肤书写觉、关节位置觉、实体觉、重量辨别觉、大小辨别觉、质地觉、温度觉和振动觉，并对患者的主观感受进行记录。观察结果发现，存在感觉障碍症状但 SEP 结果正常的患者，其感觉功能较容易恢复；而未能引出 SEP 波形的患者并不意味着感觉功能无法恢复。发现大多数感觉功能的恢复在卒中后的前 3 个月较为容易，而温度觉、振动觉和两点辨别觉在卒中后的 3 ~ 12 个月都有恢复的空间。主观感觉恢复的评定结果与客观检查的结果相一致。皮肤书写觉是脑卒中后判断感觉障碍最敏感的指标，检查部位应选择上臂、前臂和大小鱼际，在每个部位画 3 个不同的图形，所画图形应为小而简单的图形，如果患者能够答对 50% 则记为有效。Smith 在 1979 年研究了老年脑卒中患者辨别性感觉的恢复，发现最显著的恢复发生在卒中后的 3 个月内，感觉功能的障碍会影响脑卒中的预后并且延长住院时间。然而，此项研究也有其自身的局限性，入组了 31 例患者，纳入标准和排除标准都不十分明确具体，此项研究排除了存在言语交流障碍和认知障碍的患者，但是没有说明评定这两种障碍的具体方法，所以此项研究结果的可信度还有待验证。感觉障碍的恢复特点与脑卒中后的其他障碍相同，最主要的恢复发生在前 3 个月，但是对于身体各部位的具体恢复过程鲜有研究。

二、感觉障碍的治疗

研究表明，感觉功能在卒中后通过康复训练治疗会有一定的恢复，其理论基础在于感觉皮层的代表区是依赖经验所形成的，脑的可塑性理论也为感觉训练提供了理论基础，常与认知和运动功能同时进行，其目标是通过综合措施，促进患肢功能恢复，充分发挥残余功能，调整心理状态，学习使用辅助器具，指导家庭生活，以争取达到生活自理，回归社会。Ruch 等早在 1938 年就研究指出存在感觉障碍的人与灵长类经过感觉功能训练，其感觉功能可以得到一定的恢复。近几年相关方面的研究也都得出了积极的结果，大多数的文献都将重点放在上肢的感觉训练。临床上感觉功能的重组与动物实验相一致，都是建立在感觉通路及解剖结构相对完整的基础上。一些研究结果表明，脑卒中后针对上肢的感觉训练，取得了积极有效的结果，4 项研究中的 3 项发生于脑卒中恢复的慢性期，只有一项发生于康复初期。感觉训练使患者集中暴露于各种感觉刺激中，以提高感觉功能，如辨别物体的质地、形状和重量，训练关节位置觉、物体辨别能力等。Smania 等在 2003 年做了关于感觉运动训练的研究，具体方法为患者坐在摇椅上，偏瘫侧的上肢带上充气的夹板，摇动摇椅的过程中通过间断的空气压迫来刺激感觉和运动功能的恢复，每次治疗 30 分钟。

Chen 等在 2005 年通过观察 46 例急性脑卒中患者，研究以温度为干预方法促进感觉和运动功能的恢复。具体方法为：应用冷热两个毛巾片，热的温度为 75 ℃，冷的温度小于

0 ℃，将偏瘫侧的手和腕关节盖上 15～30 秒，鼓励患者在感到不舒服时主动将患侧手从刺激物上面移开，每日训练两次，冷热各 1 次，每周训练 5 天，连续训练 6 个星期。感觉功能检查应用 Semmes－Weinstein 单丝检查法进行评定，运动功能应用 Brunnstrom 分期进行评定，结果患侧上肢腕关节的主动活动范围和感觉功能在训练后均有较大提高。观察到在实验组肢体其他部位的运动功能提高也高于对照组，然而较高的病例脱落率和观察例数相对过少影响了结果的可信性。Yekutiel 和 Guttman 在 1993 年评价了 20 例脑卒中后 2～3 年恢复期患者手部的感觉功能并进行了康复训练。训练的具体措施包括对患者制订个体化的训练方法，根据感觉缺失的具体情况，重点在患者可完成能力范围内的感觉任务训练，并设对照组 19 例。利用视觉和健侧手的帮助来学习训练方法，通过频繁更改训练内容帮助提高患者的注意力。每节训练课 45 分钟，每周 3 次，持续 6 周。排除标准为患者有交流障碍、严重的认知和情感障碍等，但是这些障碍的具体评价标准并没有注明。对其感觉障碍具体的项目如触觉、定位觉、关节位置觉、两点辨别觉和实体觉，评价的方法也不严格。结果实验组在所有的感觉检查项目中均有较大提高，而对照组则没有变化。该项研究之所以选择脑卒中后 2～3 年的患者，其原因为去除自然恢复的影响。

另一项研究调查了感觉训练的有效性，研究对象为 21 例脑卒中后病程 6 个月～7 年的患者，入选标准对上肢的运动功能和步行能力做了规定，如独立步行不少于 100 步。将符合标准的实验对象随机分为 A 组和 B 组，A 组先进行 4 周感觉训练，再进行 4 周运动训练，B 组先进行 4 周运动训练再进行 4 周感觉训练，训练内容根据每个患者的具体功能、注意能力及对动作的重复能力来决定。感觉训练的具体内容为将手伸入一个不透光的盒子中，盒内装有大米、豆类等物品，训练的任务是根据命令取出相对应的物品。感觉训练的目的是提高感觉分辨的准确性和速度，同时感觉运动的反馈也是提高运动控制能力的基础。运动训练的具体内容为动作的任务性训练，如捡起卡片和钉子等小的物品。因此无论是感觉训练还是运动训练都需要感觉系统和运动系统间的功能整合。结果表明两组超过 20% 的患者在功能的独立性和上肢的功能方面均有提高，训练 8 周后两组的感觉功能检查结果无显著性差异，B 组在运动动作的控制方面结果好于 A 组。Feys 在 1998 年进行了一项单盲、多中心的研究，对脑卒中后病程 2～5 周的 100 例患者评价感觉运动训练的有效性。分为实验组和对照组，具体的干预方法为患者坐在摇椅上，偏瘫侧上肢戴有充气夹板，用偏瘫侧上肢用力保持摇椅摇晃 30 分钟，行短波透热电疗法。对照组也坐在摇椅上摇晃相同的时间，但是偏瘫侧上肢放在膝盖上不给予干预，每周训练 5 天，训练 6 周。结果表明，实验组的运动功能经 Fugl－Meyer 评分，在训练 6～12 个月与对照组相比有显著性差异。因感觉功能评价方法的限制，该研究并未对感觉功能的恢复进行评价，经过上肢功能评定和 Barthel 指数评定结果表明两组在残疾水平上无显著性差异。因此，虽然这项研究的目的是研究感觉运动训练方法的有效性，但是对感觉功能恢复的训练指导意义并不大。Cambier 在 2003 年进行了一项初步的研究，具体内容为实验对象是脑卒中后病程不超过 1 年的患者，纳入标准为对言语的听理解可达简单口头指令水平，无认知功能障碍。实验组和对照组均为 11 例，实验组的干预手段为偏瘫侧上肢间断用血压计袖带充气，每次 3 分钟，每天 10 个循环，峰值为 40 mmHg，对照组行每天假偏瘫侧肩部理疗 30 分钟。应用修订的 Nottingham 感觉量表对感觉功能进行评分，具体项目为触觉（脸部、躯干、上肢）、本体感觉、实体觉等。经过一段时间的训练，实验组和对照组的躯体感觉功能均有所提高，但是实验组提高得更显著。该研究的不足之处在于样本例数过少，从而影响了其结果的可信性。Smania 在 2003 年的一项关于纯感觉卒中患者感觉功能恢复的研究得到了阳性的结果，内容为 4 例个案报道，患者为脑卒中后病程 6～20 个月，存在偏瘫侧手的感觉和运动控制功能障碍，干预的训练为针对刺激感觉和运动功能，每次 50 分钟，30 次为 1 个疗程。训练具体分为触觉分辨、物体识别、关节位置觉、重量辨别觉、运动觉。所有患者的感觉功能均有不同程度的改善，其中 3 例据报道患侧上肢的日常生活活动能力提高，但是这种评价的依据是患者的主观感觉，因此结果并不可信。

近年来，有关于专门恢复本体感觉疗法的报道，而这种疗法需要先利用反馈的方法对感觉障碍的程度进行评估分级。在过去，有学者研究认为干预后感觉功能的恢复是"感觉冲击"的结果，"感觉冲击"就是将受累肢体被动地暴露在各种不同的感觉刺激的条件下，刺激包括强有力的摩擦、拍打、压迫、振动和冰刺激。虽然将冰刺激应用在"感觉冲击"的治疗中，但是目前没有足够的证据说明单用冰刺激可以干预本体感觉。冰刺激是一种强烈的温度刺激，可以启动冷受体细胞的动作电位的高频释放。信号上升传导至初级躯体感觉皮质，该皮质代表区尤以手和手指代表面积为大。即使脑卒中使部分代表区遭到损伤，其他未受损的区域仍能对周围传来的刺激做出反应，这也是手部感觉恢复训练的理论基础。此外，应用一种刺激（如冷刺激）可以促进其他各种感觉的恢复（如触觉和本体感觉），其原因是感觉神经元在次级躯体感觉皮质和后顶叶皮层是聚合在一起的。

针灸对中枢神经的影响是多层次的，其效应的产生可能是各级中枢整合和相互作用的结果。针灸对运动功能影响的报道较多，但对单纯感觉障碍的治疗作用较少。针灸能促进中枢神经的侧支长芽以形成新的突触，使卒中后偏瘫患者的感觉功能得以恢复。有关资料表明针灸医学与康复医学在治疗适应证上有着相同的疾病谱，在治疗方法和科学理论上有极强的互补性。针灸对卒中患者受损功能的恢复有积极的作用，但其对于卒中后感觉障碍的恢复影响程度有待进一步的临床疗效研究。

感觉功能的再训练有浅感觉训练法和功能性电刺激法，但一般多进行与运动功能有着密切关系的深感觉及复合觉功能的训练。如用触觉训练板进行的素材识别训练及触摸各种道具（平时熟悉的物品）的触摸训练即为一种实体觉训练法。日常生活动作如穿脱衣服、进食用餐，可以使用患肢进行反复训练，以提高患者自理生活的能力。感觉性共济失调时引起的协调性障碍的训练，对于患者控制主动运动，提高动作质量即建立正确的运动模式有着重要的作用，如钉钉操作、黏土造形操作、纺织作业等作业疗法，即为训练协调性和改善手功能的最佳方法（由于上肢和手功能对于生活自理和劳动至关重要，而手部功能恢复又较慢，故需对上肢进行强化训练，重点是训练手部动作的精确性、完成速度和节奏性）。Rood 法、Bobath 法、Brun－Strom 法以及神经肌肉本体易化法为运动疗法中的易化技术，但均强调了感觉对运动的重要性。

综上所述，目前对于感觉障碍的研究不是很深入，没有一套完善的检查及规范程序。在动物实验方面，尚没有公认的脑卒中后深浅感觉障碍模型及筛查方法。治疗方面主要是通过作业治疗，增强多种感觉输入，使患者逐步提高感觉能力，并且与运动训练相结合，而且病程越长越难恢复。因此要早期训练，使其能够得到完善，进一步提高生活质量。影响偏瘫预后的因素，不仅要考虑偏瘫本身的严重程度，重视感觉障碍的有无及感觉功能的再训练也是非常重要的影响因素。

（徐广伦）

第三节 注意障碍

一、基本概念

注意是心理活动指向一个符合当前活动需要的特定刺激，同时忽略或抑制无关刺激的能力。注意是记忆的基础，也是一切意识活动的基础。许多脑卒中偏瘫患者不能在康复治疗过程中保持注意状态。存在注意障碍的患者在加工和接收新信息或新技术时将面临困难。

二、临床表现

脑卒中患者的注意障碍体现在注意的觉警程度、广度、持久性、选择性、转移性和分配性等多个方面。因损伤部位不同，临床表现的侧重点也有所区别。

觉警程度下降表现为患者对于刺激的反应能力和兴奋性下降，表现为注意迟钝、缓慢。患者的注意范围显著缩小，主动注意减弱。注意维持出现障碍时患者在进行持续性和重复性的活动时缺乏持久性，注意力涣散，随境转移，易受干扰，不能抑制不合时宜的反应。因此，患者不能完成阅读书报、听课任务；在康复训练时由于患者不能将注意力长时间保持在所进行的活动上而影响康复治疗效果。选择性注意障碍的患者不能有目的地注意符合当前需要的特定刺激及剔除无关刺激，很容易受自身或外部环境因素的影响而使注意力不能集中，如不能在较嘈杂的环境中与他人进行谈话，丧失了从复杂或嘈杂背景环境中选择一定刺激的控制能力。当注意的转移出现困难时，患者不能根据需要及时地从当前的注意对象中脱离并及时转向新的对象，因而不能跟踪事件发展。在进行康复训练时，患者在指令下从一个动作转换到另一个动作会出现困难。注意分配障碍患者常不能同时利用所有有用的信息，表现为不能在同一时间做两件事如一边做饭一边听收音机。

上述注意障碍种种表现的存在会对语言加工、工作记忆、计算等产生负面影响。

三、评定

1. 反应时的检查

反应时指刺激作用于机体到明显的反应开始时所需要的时间，即刺激与反应之间的时距。检查测量时，给被试者以单一的刺激，要求其在感受到刺激时尽可能快地对刺激做出反应。可分别进行听觉反应时间和视觉反应时间的测定。反应时检查需要使用专用设备。

2. 注意广度的检查

检查包括视觉和听觉注意广度。视觉注意广度是以一定速度呈现黑色圆点，记录被试者在规定时间内能清楚把握注意对象的数量。数字距尤其是倒背数字距，是检查听觉注意广度的常用检查方法。被试者根据检查者的要求正向复述（顺背）或逆向复述（倒背）逐渐延长的数字串。

正常人顺背数字距为 7 ± 2，数字距为 4 时则提示患者处于临界状态或异常；数字距等于 3 时，可确定障碍存在。倒背数字距通常比正数少两位，即倒背数字距为 6 ± 2；数字距为 3 时提示患者为临界状态或异常，而数字距等于 2 时则可确诊异常。

3. 注意维持的检查

注意维持的测验包括连续作业测验（CPT）和连续减 7。100 - 7 是临床中常用的检查方法。连续减 7 的任务需要被试者将注意保持在减法的结果上才得以正确地完成连减的任务。对于失算症患者或正常老年人在做连续减 7 的算术题时会出现错误，此时可用倒数 12 个月份替代。如患者仍不能做，可让患者倒数 1 个星期的 7 天。

4. 注意选择的检查

Stroop 字色测验为经典的视觉选择性注意测验方法，又称颜色与文字的冲突试验，用来评价抑制习惯性行为的能力。传统的 Stroop 测验是在有字义干扰的状况下测定对颜色的识别速度。当字义和文字的颜色不一致时，被试者的读取速度变慢。在命名字的颜色时，如果字义本身与颜色不符（如用绿色墨水书写"红"字时）即字色发生冲突时，颜色命名时间要长于词义与颜色一致时或其他中性条件（如用绿色墨水书写一个与颜色无关的匹配字）。这之间的差异就是字义对颜色命名的干扰量。该项测验需要采用专用设备进行。

5. 注意转移的检查

采用连线测验进行检查。连线测验分 A、B 两套。A 套：在一张纸上印有分散的 25 个数字，要求被试者尽快地按数字次序用笔划线连接起来，记录时间；B 套：在纸上印有数字（1 ~ 13）和字母（A ~ L），要求将数字和字母按 1—A—2—B 顺序交替连接，记录时间。连线测验 B 可检查两个概念之间交替转换的能力。

6. 注意分配的检查

采用视觉和听觉双任务或双耳分听任务进行测验。

7. 划销测验

测验可采用数字、字母或图形，指定目标分布其中。要求被试者以最快的速度准确地划去指定目标刺激。根据考察目的不同（注意广度、选择性和分配性等），划销任务可有多种设计。

由于注意测验呈现刺激的时间和刺激间隔时间是严格设定的，检查结果均以测量反应时间等指标来反映，因此采用计算机辅助的专用评价软件进行上述注意评定应作为首选。与传统的纸笔测验比较，计算机辅助评定注意时，范式设计和结果计时都更加精确。中国康复研究中心研究并发表的注意成套测验，包含上述多个维度的评定，建立了正常标准常模，具有较好的信度，是临床开展注意评定的必备工具。

（张　娟）

第四节　记忆障碍

一、基本概念

记忆是指获得的信息或经验在脑内储存和提取的过程，是有意义地追忆经历。记忆包含 3 个基本过程。①识记：是感知外界事物或接受外界信息的阶段，也就是通过各种感觉系统向脑内输入信号的阶段，是接收信息的过程。②巩固：是所接收的信息在脑内编码、储存和保持的阶段。③提取：是将储存于脑内的信息再现于意识中的过程。提取有再现和再认两种回忆方式。记忆随年龄增长会有所减退。当各种原因的损伤累及记忆相关的神经结构（如脑外伤、脑卒中）或神经递质（如老年性痴呆）时可以出现永久性的记忆障碍。

二、临床表现

不同种类的记忆损害表现各异。记忆功能低于正常时仅表现为记忆减退，患者在识记、巩固、再现和再认方面功能全面减退，对日期、年代、专有名词、术语等的回忆发生困难。记忆减退是痴呆患者早期出现的特征性表现，也见于正常老年人。遗忘为记住新知识即近事的缺陷。进行性的记忆损害是血管性痴呆的主要特征，先有近期记忆受损，随之远期记忆也受损。错构是对过去实际经历过的事物，在其发生的时间、地点、情节上，有回忆的错误。往往将日常生活经历中的远事近移，并坚信是事实，多见于老年性和动脉硬化性精神病患者。虚构也是一种记忆错误。患者以从未发生的经历回答提问，回答不仅不真实且奇特、古怪，或者以既往的经历回答当前的提问。脑卒中患者的记忆障碍常表现为近期记忆障碍，它将干扰和影响偏瘫患者的运动再学习（特别是在学习新的、不熟悉的技术时），进而影响康复疗效。

三、评定

（一）瞬时记忆

瞬时记忆信息保留的时间最长 1~2 秒，又称感觉记忆。言语瞬时记忆的常用检查方法为数字顺背和倒背测验，即数字广度测验。一次重复的数字长度在 7±2 为正常，低于 5 为瞬时记忆缺陷。非言语记忆可用画图来检查，如同时出示 4 张几何图卡，让患者看 30 秒后将图卡收起或遮盖，立即要求患者将所看到的图案默画出。不能再现图案，或再现的图案部分缺失、歪曲或不紧凑均为异常。

（二）短时记忆

短时记忆信息保留的时间在 1 分钟以内，又称工作记忆。短时记忆可以从再现和再认两方面进行评定。内容包括记住和回忆言语、图形、人像等内容。

（三）长时记忆

长时记忆信息保留的时间在 1 分钟以上，包括数日、数年直至终身。情节记忆是长时记忆的主要检查内容。

情节记忆指与个人亲身经历有关的事件及重大公众事件信息的记忆，涉及事件的时间、地点及活动内容。情节记忆障碍是长时记忆障碍的最常见表现。情节记忆障碍包括逆行性遗忘和顺行性遗忘两种类型。逆行性遗忘包括自传性记忆、著名事件以及著名人物记忆。根据被试者年龄及文化水平可采用问卷式提问，对成长的不同时期（如儿童期、青壮年期以及近期）的个人经历和伤前发生的重大历史事件（如抗日战争、文化大革命、香港回归等）进行回顾。患者不能回忆病前某一段时间的经历或公众事件，遗忘可能是完全的或部分的。顺行性遗忘指表现为病后不能学习新信息，也不能回忆近期本人所经历的事情，例如对如何受伤、如何住院等回忆不起来，不能回忆当天早些时候的对话等。逆行性遗忘和顺行性遗忘是器质性脑损伤的结果。脑卒中患者近期记忆出现障碍时，由于不能学习新知识而影响康复进程和疗效。老年性痴呆患者顺行性和逆行性遗忘并存，既有识记新知识能力受损又有回忆远期知识困难。

此外，各种延迟回忆也属于长时记忆评定范畴。

（四）标准化成套测验

临床常用的有临床记忆量表、韦氏成人记忆量表、Rivermead 行为记忆测验等。

1. 临床记忆量表

临床记忆量表 1984 年由中国科学院心理研究所设计编制。该量表包括语文记忆和非语文记忆两个方面的内容，包括 5 项测验：联想学习、指向记忆、无意义图形再认、图像自由回忆和人像特点联系回忆。备有性质相同、难度相当的甲、乙两套材料，可供前后比较用。临床记忆量表的 5 个分量表得出的分数均为原始分。根据这些原始分，换算量表分的等价值表，查出各分量表的量表分，计算出总量表分；然后按照不同的年龄组的总量表分的等值记忆商数换算表，即可查得记忆商数（MQ）。记忆商≥90 为正常，80～89 分为中下，70～79 分为差，≤69 分为很差。

2. 韦氏成人记忆量表

包括 7 个分测验。①个人的和日常的知识：如"你是哪年生的?""你们国家的总理是谁?"②定向力：时间和地点的定向能力。如"这是几月?""这是什么地方?"③计数：主要检查注意力，如从 20 倒数到 1，从 1 连续加 3 到 40。④逻辑记忆：立即回忆主试者朗读的两段故事。⑤数字广度：顺背和倒背数字。⑥视觉记忆：用纸笔立即回忆所呈现的简单图案。⑦成对联想学习：包括意义关联强的词对（如婴儿—啼哭）和无意义关联的词对（如服从—英寸）。要求被试者先学习，随后做即时回忆，根据正确回忆次数评分。综合上述 7 个项目的记分，得出记忆商（MQ），即记忆的总水平。

3. Rivermead 行为记忆测验

Rivermead 行为记忆测验（The Rivermead behavioural memory test，RBMT，second edition）由英国 Rivermead 康复中心设计，首次发表于 1985 年，1999 年发表了 Rivermead 行为记忆测验扩展版。2003 年，更新发表了 RBMT－Ⅱ。RBMT－Ⅱ包括 12 个项目：记姓和名、记所藏物品、记约定、图片再认、故事即时回忆、故事延迟回忆、脸部再认、路线即时回忆、信件即时回忆、定向和日期、路线延迟回忆、信件延迟回忆。每一项都经由初步积分换算成筛选分数和标准分数，之后计算总分。22～24 分为正常；17～21 分为记忆轻度障碍；10～16 分为记忆中度障碍；0～9 分为记忆重度障碍。

（牛俊峰）

第五节　失算症

一、基本概念

计算功能是一种非常复杂的认知过程，需要语言、视知觉、空间、记忆、注意和执行功能等认知成分的参与。脑部病变导致进行计算任务的能力丧失被称为失算症或获得性计算障碍。失算症常见于痴呆和脑部局限性病变（即脑卒中、脑外伤等）。它可以表现为对书面数字的理解丧失（即对数字的失读）、空间障碍导致笔算时不能正确排列数字、不能提取或使用算术事实和对算术概念的原发性丧失等。失算症分为原发性失算症和继发性失算症两类。原发性失算症是因为计算能力的原发性受损；继发性失算症是源于其他认知功能障碍（如语言、记忆障碍等），其继发于语言、空间、执行等多种功能的受损。

二、继发性失算症的临床表现

失语患者经常出现计算困难，与语言受损相关。Wernicke 失语患者在数字计算过程中表现出言语记忆障碍。Broca 失语患者可出现计算语法方面的困难。传导性失语患者可以在心算和笔算任务中出现很多错误，而复述障碍可以影响连续的运算（如 2 连续加 3）和倒序数数。失读（即顶颞叶失读，或失读伴失写）患者不能阅读书面的数字和数学符号，通常表现为笔算能力严重受损，而心算能力相对较好。纯失读（枕叶失读，或无失写的失读）表现为阅读多位数能力明显差于阅读单位数，笔算能力差，不能成功地排列数字和进位。失写患者不能书写数量词导致计算障碍。右半球脑损伤患者可以出现空间型失算，常伴有单侧空间忽略、空间失读失写、结构障碍和其他空间障碍。患者常出现阅读数字时遗漏数字、颠倒数字。

三、失算症评定

失算症的评定项目包括数字加工和数字计算。数字加工是指对数字的理解和数字的生成；数字计算包括识别运算形式、算数知识、执行运算程序。因此，在检查时应包括数字序列、点的计数、数字编码转换、计算符号、比较大小、简单的事实提取、按规则进行运算、心算和笔算以及一般数学常识等。目前失算症评定采用标准化评定量表，公开发表的有EC301 计算和数字加工成套测验（EC301 calculation and number processing battery）与数字加工和计算成套测验（number processing and calculation battery，NPC）。

（李方钦）

第六节　思维障碍

一、基本概念

思维属于高级的认知活动，是大脑对事物进行分析、综合、比较、分类、抽象和概括的过程。分析就是将事物的整体分解为个别的部分或特征；综合是把事物的多个部分或特征组合成为整体；比较是通过对比，确定不同事物或特征的异同；分类是将事物的属性归类，以便更好地理解其相关性；抽象是从事物许多特征中找出共同的本质特征；而概括则是根据事物共同的本质特征去认识同一类的所有事物。通过思维，人们就可以对事物进行理解和认识。虽然思维活动到处可见，但更多、更主要的思维现象是与问题情境相联系的。因此，问题解决可视为一种最重要的思维活动，思维活动是解决问题的过程，而解决问题是思维活动最普遍、最主要的表现形式，也是思维活动的主要目的。

二、临床表现

患者的抽象、概括能力下降，如对于谚语的解释常表现出简单重复谚语的意思，不能总结出其深层含义。思维片面具体，不能举一反三。脑卒中患者常见形成类概念上的错误，不能够对所呈现的物品进行正确分类，即便能够正确分类，也不能清晰地说出其分类的标准。

问题解决能力的下降或受到损害将影响患者日常生活的各个方面。患者去朋友家串门需要乘车却搞不清楚该乘哪路公共汽车；不明白该怎样安排一顿饭；在一定的社会环境或处境中不知该如何做或做出不恰当的反应。不能计划、组织和实施复杂的作业或工作。

三、评定

1. 谚语解释

检查患者的抽象概括及理解口头隐喻的能力。额叶损伤患者由于不能抑制无关的联系与选择，或过分强调事物的某一面，因此在解释谚语时常做出具体的解释，而不是抽象思维。检查者提出谚语，如隔靴搔痒，仅直接简单地解释谚语，如"隔着靴子挠痒"，表明患者在认识和选择事物的主要和共同特征方面存在缺陷。具体的回答或简单重复谚语的意思均提示存在障碍。

2. 类比测验

通过检查患者识别一对事物或物品在概念上的相同之处的表现，考察其对比和分类、抽象与概括的心智操作能力。给患者出示成对词组，如：西红柿—白菜、手表—皮尺、诗—小说、马—苹果等。要求患者通过比较上述两种事物或物品，指出其在概念上的相似之处。正确的回答必须是抽象的概括或总体分类。额叶损伤或痴呆患者仅指出它们的非主要特征，只回答出一对词组中一个词的性质，或所作的概括与其不相关或不恰当。洛文斯顿成套测验（LOTCA）包含物品分类和几何图形分类测验。

3. 推理测验

在解决某些问题时，要根据所提供的条件，通过推理去寻找规律并验证这种规律。因此，推理测验是评价问题解决能力的一个重要部分。推理测验可分为言语推理和非言语推理。非言语推理可采用瑞文（Raven）推理测验进行测试。此测验由无意义的图形组成，较少受文化背景知识的影响，可测验知觉辨别能力、类同比较能力、比较推理能力、抽象推理能力以及综合运用能力。洛文斯顿成套测验（LOTCA）包含图形推理测验和言语推理测验。

4. 故事排序测验

给被试者几张含有动作含义和背景的图片，这些图片之间形成一定的联系，要求被试者按照自己的理解将这几张图片排序。

5. 问题解决能力测验

例如，有9个球，其中1个质量较其他球轻。要求被试者用天平称两次，将其找出。向被试者提出各种突发事件应如何处理的问题。例如，你在早上8：00前2分钟起床，突然想起自己要在8：00到市中心出席一个重要的会议，你该怎样做？假如当你回家的时候，发现水管破裂，厨房被水浸，你会怎样做？患者在每天实际生活中的表现还需要从家属处了解。

（王海丽）

第三章

呼吸系统疾病康复

呼吸系统疾病是临床最常见的疾病之一，尤其是其中的慢性阻塞性肺疾病、肺源性心脏病等，由于长期患病、反复发作和进行性加重，不仅给患者的呼吸功能、心理功能、日常生活活动、学习和工作带来严重影响，而且给家庭、单位和社会带来沉重的负担。所以，本章主要介绍上述疾病的康复。

第一节　慢性阻塞性肺疾病

慢性阻塞性肺疾病（chronic obstructive pulmonary disease，COPD）是指一组呼吸道病症，包括具有气流阻塞特征的慢性支气管炎及合并的肺气肿。气流受限不完全可逆，呈进行性发展。传统的 COPD 包括慢性支气管炎、阻塞性肺气肿和部分气道阻塞不可逆的支气管哮喘，是 3 种慢性呼吸系统疾病的综合与重叠。由美国国立心肺血液研究所、美国胸科学会、欧洲呼吸病学会和世界卫生组织共同制定的"全球关于 COPD 的诊断和防治策略"（GOLD）将 COPD 定义为是一种可以预防、可以治疗的疾病，以不完全可逆的气流受限为特点。气流受限常呈进行性加重，且多与肺部对有害颗粒或气体，主要是吸烟的异常炎症反应有关。虽然 COPD 累及肺，但也可以引起显著的全身效应。不再强调，甚至不再沿用"慢性支气管炎和阻塞性肺气肿"的病名。可以看出，新定义在 GOLD 的基础上强调了 COPD 可以预防、可以治疗，并提出 COPD 不仅是呼吸系统疾病，还有全身效应。

气道狭窄、阻塞，肺泡膨胀、失去弹性，肺血管增生、纤维化及肺动脉高压是 COPD 的主要病理改变。吸烟和吸入有害气体及颗粒引起肺部炎症反应，导致 COPD 典型的病理过程。除炎症外，蛋白酶/抗蛋白酶失衡和氧化应激在 COPD 的发病中也起重要作用。COPD 特征性的病理学改变存在于中央气道、外周气道、肺实质和肺的血管系统。COPD 的生理学异常表现为黏液过度分泌和纤毛功能障碍、气流受限和过度充气、气体交换障碍、肺动脉高压以及系统性效应。呼气气流受限，是 COPD 病理生理改变的标志，是疾病诊断的关键，主要是由气道固定性阻塞及随之发生的气道阻力增加所致。COPD 晚期出现的肺动脉高压是 COPD 重要的心血管并发症，并进而产生慢性肺源性心脏病及右侧心力衰竭，提示预后不良。

由于 COPD 患病人数众多，病死率高，社会经济负担重，已成为一个重要的公共卫生问题。在全球范围内，COPD 居当前死亡原因的第 4 位。根据世界银行/世界卫生组织发表的研究，至 2020 年，COPD 已上升为居世界经济负担第 5 位的疾病。在我国，COPD 同样是严重危害人民健康的重要慢性呼吸系统疾病，近年来对我国北部及中部地区农村 102 230 名成年人群调查，COPD 约占 15 岁以上人口数量的 3.17%，据此估计全国有 2 500 万人患有此病，45 岁以后随年龄增加而增加。每年由 COPD 造成的死亡可达 100 万，致残人数达 500 万 ~1 000 万。

一、临床表现

（一）症状和体征

1. 临床症状

（1）慢性咳嗽：通常为首发症状。初起咳嗽呈间歇性，早晨较重，以后早晚或整日均有咳嗽，但夜间咳嗽并不显著。少数病例咳嗽不伴咳痰，也有少数病例虽有明显气流受限但无咳嗽症状。

（2）咳痰：咳嗽后通常咳少量黏液性痰，部分患者在清晨较多。合并感染时痰量增多，常有脓性痰。

（3）呼吸困难：这是 COPD 的标志性症状。主要表现为气短或气促，是使患者焦虑不安的主要原因，早期仅于劳力时出现，后逐渐加重，以致日常活动甚至休息时也感气短。

（4）喘息和胸闷：不是 COPD 的特异性症状。部分患者特别是重度患者有喘息。胸部紧闷感通常于劳力后发生，与呼吸费力、肋间肌等容性收缩有关。

（5）其他症状：晚期患者常有体重下降、食欲减退、精神抑郁和（或）焦虑等，合并感染时可咳血痰或咯血。

2. 病史

COPD 患病过程多有以下特征。

（1）吸烟史：多有长期较大量吸烟史。

（2）职业性或环境有害物质接触史：如较长期粉尘、烟雾、有害颗粒或有害气体接触史。

（3）家族史：COPD 有家族聚集倾向。

（4）发病年龄及好发季节：COPD 多于中年以后发病，症状好发于秋冬寒冷季节，常有反复呼吸道感染及急性加重史。随病情进展，急性加重愈渐频繁。

（5）慢性肺源性心脏病史：COPD 后期出现低氧血症和（或）高碳酸血症，可并发慢性肺源性心脏病和右侧心力衰竭。

3. 体征

COPD 早期体征可不明显。随疾病进展，常有以下体征。

（1）视诊及触诊：胸廓形态异常，包括胸部过度膨胀、前后径增大、剑突下胸骨下角（腹上角）增宽及腹部膨凸等；常见呼吸变浅，频率增快，辅助呼吸肌如斜角肌及胸锁乳突肌参加呼吸运动，重症可见胸腹矛盾运动；患者不时采用缩唇呼吸以增加呼出气量；呼吸困难加重时常采取前倾坐位；低氧血症者可出现黏膜及皮肤发绀，伴右侧心力衰竭者可见下肢水肿、肝脏肿大。

（2）叩诊：由于肺过度充气使心浊音界缩小，肺肝界降低，肺叩诊可呈过度清音。

（3）听诊：两肺呼吸音可减低，呼气延长，平静呼吸时可闻干啰音，两肺底或其他肺野可闻及湿啰音；心音遥远，剑突部心音较清晰响亮。

（二）实验室检查

1. 肺功能检查

肺功能检查对诊断 COPD、评价其严重程度、了解疾病进展、评估预后及治疗反应等有重要意义。检查指标包括静态肺功能、动态肺功能、弥散功能等。具体指标及意义详见康复评定。

2. 血气检查

合并呼吸衰竭或右侧心力衰竭的 COPD 患者应做血气检查。早期血气异常可表现为低氧血症。随着病情逐渐加重，可出现呼吸衰竭，并出现高碳酸血症。

3. 其他实验室检查

并发感染时血常规可见白细胞增加，中性粒细胞占比增加，痰涂片可查见大量中性粒细胞，痰涂片及培养可检出相应的病原菌。长期低氧血症患者，血红蛋白及红细胞可增高。

（三）影像学检查

COPD 患者胸部 X 线检查早期可无明显变化，后期可出现肺纹理增多、紊乱等非特征性改变；出现肺过度充气征：肺野透亮度增高，肋骨走向变平，横膈位置低平，心脏悬垂狭长，肺门血管纹理呈残根状，肺野外周血管纹理纤细稀少等，有时可见肺大疱形成。对 COPD 患者，CT 检查一般不作为常规检查。

二、康复评定

（一）生理功能评定

一般评定包括职业史、个人生活史，吸烟史，营养状况，生活习惯、活动及工作能力，家族史，既往的用药治疗情况，现病史，症状及体征，实验室检查，如血常规、生化检查、动脉血气分析、痰培养、药物敏感试验、胸部 X 线检查等。

1. 呼吸功能评定

（1）肺功能检查：肺功能检查是判断气流受限且重复性好的客观指标，对 COPD 的诊断、严重度评价、疾病进展、预后及治疗反应等均有重要意义。通常采用动态肺容量进行评定。动态肺容量是以用力呼出肺活量为基础，来测定单位时间的呼气流速，能较好地反映气道阻力。

气流受限是用时间肺活量 1 秒率降低进行判定的。即以第 1 秒用力呼气量（FEV_1）与用力肺活量（FVC）之比（FEV_1/FVC）降低来确定的 FEV/FVC 是 COPD 的一项敏感指标，可检出轻度气流受限。FEV_1 占预计值的百分比是中、重度气流受限的良好指标，它变异性小，易于操作，应作为 COPD 肺功能检查的基本项目。吸入支气管舒张剂后 $FEV_1 < 80\%$ 预计值且 $FEV_1/FVC < 7\%$ 者，可确定为不完全可逆的气流受限。呼气峰流速（PEF）及最大呼气流量/容积曲线（MEFV）也可作为气流受限的参考指标，但 COPD 时 PEF 与 FEV_1 的相关性不够强，PEF 有可能低估气流阻塞的程度。气流受限可导致肺过度充气，使肺总量（TLC）、功能残气量（FRC）和残气容积（RV）增高，肺活量（Vc）减低。TLC 增加不及 RV 增加的程度大，故 RV/TLC 增高。肺泡隔破坏及肺毛细血管床丧失可使肺弥散功能受

损，一氧化碳弥散量（DLCO）降低，DLCO 与肺泡通气量（VA）之比（DLCO/VA）比单纯 DLCO 更敏感。

支气管舒张试验作为辅助检查有一定价值。该检查有利于鉴别 COPD 与支气管哮喘，可预测患者对支气管舒张剂和吸入糖皮质激素的治疗反应，获知患者能达到的最佳肺功能状态，与预后有更好的相关性。肺功能检查的特征性表现为进行性的用力呼气量减少，另外还有残气量的增加。

肺功能检查应在患者处于坐位或站立位时进行，为了使结果重复性好，要求患者最大限度地给予配合。

（2）呼吸困难评定：呼吸困难是 COPD 患者呼吸功能障碍最主要的表现，也是影响患者工作、生活质量的最主要因素。因此，对呼吸困难程度评定是评价患者呼吸功能的基本方法。康复医学中的呼吸功能测定方法包括主观呼吸功能障碍感受分级和客观检查，从简单的呼吸量测定至比较高级的呼吸生理试验均有。这里主要介绍南京医科大学根据 Borg's 量表计分法改进的呼吸困难评分法，该方法根据患者完成一般性活动后，主观劳累程度，即呼吸时气短、气急症状的程度进行评定，共分 5 级。

Ⅰ级：无气短、气急。

Ⅱ级：稍感气短、气急。

Ⅲ级：轻度气短、气急。

Ⅳ级：明显气短、气急。

Ⅴ级：气短、气急严重，不能耐受。

（3）呼吸功能改善程度评定。

1）2 - 5：明显改善。

2）Ⅴ - 3：中度改善。

3）Z - 1：轻度改善。

（4）呼吸功能恶化程度评定：0，不变；1，加重；3，中度加重；5，明显加重。

（5）夜间呼吸评定：COPD 患者常引起低通气，睡眠时呼吸更困难。可采用睡眠研究的方法对其睡眠深度、气流、胸壁运动频率和深度等进行评定。睡眠研究方法可判断病变性质及严重程度，还可鉴别阻塞性或中枢性抑制性病变。

（6）支气管分泌物清除能力评定：坐位或卧位，要求患者咳嗽或辅助（腹部加压等）咳嗽，测定其最大呼气压，如 ≥ 0.88 kPa（90 mmH$_2$O）表示具有咳嗽排痰能力。

2. **运动功能评定**

通过运动试验，可评估 COPD 患者的心肺功能和运动能力，掌握患者运动能力的大小，了解其在运动时是否需要氧疗，为 COPD 患者制订安全、适量、个体化的运动治疗方案。试验中逐渐增加运动强度，直至患者的耐受极限，为确保安全，试验过程中应严密监测患者的生命体征。

（1）活动平板或功率自行车运动试验：通过活动平板或功率自行车运动试验，进行运动试验获得最大吸氧量、最大心率、最大 METs、运动时间等相关量化指标评定患者运动能力。也可以通过活动平板或功率自行车运动试验、患者主观劳累程度分级等半定量指标来评定患者运动能力。

（2）6 分钟行走距离测定：对不能进行活动平板运动试验的患者，可以进行 6 分钟行走距离（中途可休息）测定，即让患者以尽可能快的速度步行 6 分钟，然后记录其在规定时间内所能行走的最长距离。同时可监测心电图、血氧饱和度，以判断患者的运动能力及运动中发生低氧血症的可能性。

评定方法：在平坦的地面划出一段长达 300 m 的直线距离，两端各放置一椅作为标志。患者在其间往返走动，步速缓急由患者根据自己的体能决定。在旁监测的人员每 2 分钟报时一次，并记录患者可能发生的气促、胸痛等不适。如患者体力难支可暂时休息或中止试验。6 分钟后试验结束，监护人员统计患者步行距离进行结果评估。

分级方法：美国较早进行这项试验的专家将患者步行的距离划为 4 个等级，级别越低心肺功能越差，达到 3 级与 4 级者，心肺功能接近或已达到正常。

1 级：患者步行的距离少于 300 m。

2 级：患者步行的距离为 300 ~ 374.9 m。

3 级：患者步行的距离为 375 ~ 449.5 m。

4 级：患者步行的距离超过 450 m。

美国心血管健康研究显示，68 岁以上的老年人 6 分钟步行距离为 344 m ± 88 m。

（3）呼吸肌力测定：呼吸肌是肺通气功能的动力泵，主要由膈肌、肋间肌和腹肌组成。呼吸肌力测定是呼吸肌功能评定 3 项指标中最重要的一项，包括最大吸气压（MIIP 或 PIMAX），最大呼气压（MEP 或 PEMAX）以及跨膈压的测定。它反映吸气和呼气期间可产生的最大能力，代表全部吸气肌和呼气肌的最大功能，也可作为咳嗽和排痰能力的一个指标。

（二）日常生活活动能力评定

根据自我照顾、日常活动、家庭劳动及购物等活动，将呼吸功能障碍患者的日常生活活动能力分为 6 级。

0 级：虽存在不同程度的肺气肿，但是活动如常人，对日常生活无影响，无气短。

1 级：一般劳动时出现气短。

2 级：平地步行无气短，速度较快或上楼、上坡时，同行的同龄健康人不觉气短而自己感觉气短。

3 级：慢走不到百步即有气短。

4 级：讲话或穿衣等轻微活动时也有气短。

5 级：安静时出现气短，无法平卧。

（三）社会参与能力评定

主要进行生活质量评定和职业评定。性生活常是生活质量的一个重要方面，但是它又是一个极其敏感的问题。很多因素可以决定性功能受 COPD 疾病本身带来的影响，如：患者/配偶间关系，交流和配偶的满意度。虽然一般的物理治疗可以通过小组形式对患者进行指导，但是像性生活这样特殊的问题还是应该在一对一的形式下给予指导。对于有明显的人与人之间或者家庭冲突的患者，提供社会工作者、心理医生、性专科物理治疗师或者其他的家庭/人际关系的顾问都是必要的。

三、功能障碍

患者主观上希望通过限制活动来减轻症状，造成其体力和适应能力进一步下降，日常生活不能自理。活动减少使疾病加重，疾病加重又使活动进一步受限，导致恶性循环。使低氧血症、红细胞增多症、肺源性心脏病和充血性心力衰竭等并发症相继发生。因此，认识COPD对功能的影响十分重要。

（一）生理功能障碍

1. 呼吸功能障碍

主要表现为呼吸困难（气短、气促，或以呼气困难为特征的异常呼吸模式），和（或）病理性呼吸模式形成，和（或）呼吸肌无力，和（或）能耗增加。最严重的呼吸功能障碍是呼吸衰竭。

呼吸困难主要是由于肺通气量与换气量下降、有效呼吸减少所致。COPD患者气道狭窄、肺泡弹性及肺循环障碍使患者在呼吸过程中的有效通气量与换气量降低；长期慢性炎症，呼吸道分泌物的引流不畅，呼气末残留在肺部的气体增加，影响了气体的吸入和肺部充分的气体交换；不少慢性支气管炎患者年龄偏大，有不同程度的驼背，支撑胸廓的肌肉、韧带松弛导致胸廓塌陷，加之肋软骨有不同程度的钙化，都会限制胸廓的活动，影响肺通气和有效呼吸。临床上患者表现为劳力性气短、气促、呼吸困难或出现缺氧症状等，典型者表现为以呼气困难为特征的异常呼吸模式，给患者带来极大的痛苦。

（1）病理性呼吸模式：由于肺气肿的病理变化，限制了膈肌的活动范围，影响了患者平静呼吸过程中膈肌的上下移动，减少了肺通气量。患者为了弥补呼吸量的不足，往往在安静状态以胸式呼吸为主，甚至动用辅助呼吸肌，即形成了病理性呼吸模式，这种病理性呼吸模式不仅造成正常的腹式呼吸模式无法建立，而且使气道更加狭窄，肺泡通气量进一步下降，解剖无效腔和呼吸耗能增加，肺通气与换气功能障碍加重，患者的有效呼吸降低，进而加重缺氧和二氧化碳潴留，最终导致呼吸衰竭。

（2）呼吸肌无力：肺通气量下降、有效呼吸减少、呼吸困难及病理性呼吸模式的产生导致患者活动量减少、运动能力降低，进而影响膈肌、肋间肌、腹肌等呼吸肌的运动功能，使呼吸肌的运动功能减退，产生呼吸肌无力。

（3）能耗增加：由于患者病理性呼吸模式和呼吸肌无力，使许多不该参与呼吸的肌群参与活动，气喘、气短、气促、咳嗽常使患者精神和颈背部乃至全身肌群紧张，增加体能消耗，呼吸本身所需耗氧量占机体总耗氧量从正常的20%增加到近50%，有效通气量减少的同时伴随体内耗氧量增加，进一步造成患者的缺氧状态。

2. 循环功能障碍

主要表现为肺循环障碍和全身循环障碍。肺循环障碍以肺泡换气功能障碍或换气功能障碍加右侧心力衰竭为特征性表现；全身循环障碍表现为末梢循环差、肢冷、发绀和杵状指等。

3. 运动功能障碍

主要表现为肌力、肌耐力减退，肢体运动功能下降，运动减少，而运动减少又使心肺功能适应性下降，进一步加重运动障碍，形成恶性循环。同时，COPD患者常继发骨质疏松和骨关节退行性改变，也是引起运动障碍的原因之一。

（二）心理功能障碍

沮丧和焦虑是COPD患者最常见的心理障碍，沮丧常出现在中度到重度的COPD患者中。挫败感在健康不良和无能去参加活动的患者中表现为异常的激惹性，使患者变得更悲观并且改变对他人的态度。绝望和自卑常出现在 COPD 的后期，并且呈进行性增加。但最棘手的 COPD 患者是成年人，多伴随个性障碍，或有酒精或药物滥用史，使其心理问题更加复杂和顽固。

不少 COPD 患者因呼吸困难等症状的困扰，对疾病产生恐惧、焦虑、抑郁，精神负担加重。患者因心理因素惧怕出现劳力性气短，不愿意参与体能活动。由于长期处于供氧不足状态，精神紧张、烦躁不安，咯血、胸闷、气短、气促等严重干扰患者休息、睡眠，反过来又增加了患者体能消耗，造成恶性循环，给患者带来极大的心理压力和精神负担。甚至由于长期患病，反复入院，导致抑郁、绝望等不良心理。

（三）日常生活活动能力受限

由于呼吸困难和体能下降，多数 COPD 患者日常生活活动受到程度不同的限制，表现为活动能力减退。同时，患者因心理因素惧怕出现劳力性气短，限制其活动能力，迫使一些患者长期卧床，丧失了日常生活活动能力。此外，患者在呼吸急促、气短时，会动用辅助呼吸肌参与呼吸，而一些辅助呼吸肌是上肢肩带肌的一部分，参与上肢的功能活动，患者活动上肢影响了辅助呼吸肌协助呼吸运动，易引起患者气短、气急，造成患者害怕进行上肢活动，使日常活动受到明显限制。

（四）社会参与能力受限

COPD 患者的社会参与能力常表现为不同程度的受限，如社会交往、社区活动及休闲活动的参与常受到部分或全部限制，大多数 COPD 患者职业能力受到不同程度限制，许多患者甚至完全不能参加工作。

四、康复治疗

COPD 的整体治疗不能仅限于急性发作期的对症治疗，而应通过循序渐进的康复治疗来减轻病痛和改善功能。康复治疗原则包括个体化原则（以 COPD 的不同阶段、不同合并症和全身情况为依据）、整体化原则（不仅针对呼吸功能，而且要结合心脏功能、全身体能、心理功能和环境因素）、严密观察原则（注意运动强度、运动时及运动后反应，严防呼吸性酸中毒和呼吸衰竭）和循序渐进、持之以恒的原则，方可有效而安全。制订康复方案最重要的原则是必须根据患者的具体情况和个体化原则，充分考虑患者肺疾病类型、严重程度、其他伴随疾病、社会背景、家庭情况、职业情况和教育水平等因素，同时还要注意患者是否有参加康复的积极要求、必要的经济条件以及家庭其他成员的支持。因为患者是康复治疗的中心和关键，决定康复方案成败的是患者对疾病的了解、态度和个人需要达到的目标，康复过程自始至终都需要患者积极参与。COPD 患者康复治疗首要目标是改善呼吸功能，尽可能建立生理性呼吸模式，恢复有效呼吸；清除气道内分泌物，减少引起支气管炎症或刺激的因素，保持呼吸道通畅、卫生；进行积极的呼吸训练和运动训练，充分发掘呼吸功能的潜力，提高 COPD 患者运动和活动耐力。其次是消除呼吸困难对心理功能的影响；通过各种措施，预防和治疗并发症；提高免疫力、预防感冒、减少复发。同时尽可能恢复 COPD 患者的日常生活活动及自理能力；改善其社会交往和社会活动的参与能力；促进回归社会，提高生活质量。康复治疗方法主要包括物理治疗、作业治疗、心理治疗、营养支持及健康教育等。适应证是病情稳定的 COPD 患者，禁忌证有合并严重肺动脉高压、不稳定型心绞痛及近期心梗、充血性心力衰竭、明显肝功能异常、癌症转移、脊柱及胸背部创伤等。

（一）物理治疗

物理治疗具有减轻患者临床症状、提高呼吸功能、改善机体运动能力及减轻心肺负担的作用。主要技术包括物理因子治疗、气道廓清技术、排痰技术、呼吸训练及运动训练。

1. 物理因子治疗

具有改善循环、消除炎症和化痰的作用，一般在 COPD 发作期合并感染时使用。

（1）超短波疗法：超短波治疗仪输出功率一般在 200～300 W，两个中号电极，并置于两侧肺部，无热量，12～15 分钟，每日 1 次，15 次为一疗程。痰液黏稠不易咳出时，不宜使用此疗法。

（2）短波疗法：两个电容电极，胸背部对置，脉冲 2∶2，无热量～微热量，10～15 分钟，每日 1 次，5～10 次为一疗程。

（3）分米波疗法：患者坐位或仰卧位，凹槽形辐射器，横置于前胸，上界齐喉结，离体表 5～10 cm，80～120 W，10～15 分钟，每日 1 次，5～10 次为一疗程。

（4）紫外线疗法：右前胸（前正中线右侧），自颈下界至右侧肋缘之间；左前胸，方法同右侧，注意正中线紧密相接；右背，后正中线右侧，自颈下界与右侧第十二胸椎水平线；左背，同右背。胸 3～4MED，背 4～5MED，10～15 分钟，每日 1 次，5～10 次为一疗程。

（5）直流电离子导入疗法：电极面积按感染面积决定，一般用 200～300 cm^2，患处对置，局部加抗菌药物（青霉素由阴极导入，链霉素、庆大霉素、红霉素由阳极导入。抗菌药物在导入之前一定要做皮试，阴性才能做药物导入）。

（6）超声雾化吸入疗法：超声雾化吸入器，1MHz 左右的高频超声震荡，超声雾化药物可以使用抗菌药物和化痰剂。抗菌药物如青霉素、链霉素、庆大霉素、红霉素等，每次剂量按肌内注射量的 1/4～1/8（抗菌药物在雾化之前一定要做皮试，阴性才能做药物雾化吸入）。化痰剂可用 3% 盐水或 4% 碳酸氢钠溶液加溴己新每次 4～8 mg，每次吸入 10～15 分钟，每日 1～2 次，7～10 次为一疗程。

2. 气道廓清技术

具有训练有效咳嗽反射、促进分泌物排出、减少反复感染、缓解呼吸困难和支气管痉挛及维持呼吸道通畅的作用。咳嗽是一种防御性反射，当呼吸道黏膜上的感受器受到微生物性、物理性、化学性刺激时，可引起咳嗽反射。COPD 患者咳嗽功能受到损害，最大呼气流速下降，纤毛活动受损，痰液本身比较黏稠，因此更应该教会患者正确的咳嗽方法。无效的咳嗽只会增加患者痛苦和消耗体力，加重呼吸困难和支气管痉挛，并不能真正地维持呼吸道通畅。

（1）标准程序：评估患者自主和反射性咳嗽的能力；将患者安置于舒适和放松的位置，然后深吸气和咳嗽。坐位身体向前倾是最佳的咳嗽位置。患者轻微弯曲颈部更容易咳嗽；教会患者控制性的膈式呼吸，建立深吸气；示范急剧的、深的、连续两声咳嗽；示范运用适当的肌肉产生咳嗽（腹肌收缩）。嘱患者将手放在腹部然后连续呵气 3 次，感觉腹肌收缩。使患者连续发"K"的音，绷紧声带，关闭声门，并且收紧腹肌；当患者联合做这些动作的时候，指导患者深吸气，但是放松，然后发出急剧的两声咳嗽；假如吸气和腹部肌肉很弱，如果有需要可以使用腹带或者舌咽反射训练。据研究，此时排出的气流速度可达 112 km/h

如此高速的气流，有利于将气管内的分泌物带出体外。在直立坐位时，咳嗽产生的气流速度最高，因而最有效。

（2）辅助咳嗽技术：主要适用于腹部肌肉无力，不能进行有效咳嗽的患者。操作程序：让患者仰卧于硬板床上或仰靠于有靠背的轮椅上，面对治疗师，治疗师的手置于患者的肋骨下角处，嘱患者深吸气，并尽量屏住呼吸，当其准备咳嗽时，治疗师的手向上向里用力推，帮助患者快速吸气，引起咳嗽。如痰液过多可配合吸痰器吸引。

（3）"哈"咳技术：深吸气，快速强力收缩腹肌并使劲将气呼出，呼气时配合发出"哈""哈"的声音。此技术可以减轻疲劳，减少诱发支气管痉挛，提高咳嗽、咳痰的有效性。

3. 排痰技术

排痰技术也称气道分泌物去除技术，具有促进呼吸道分泌物排出、维持呼吸道通畅、减少反复感染的作用。具体方法如下。

（1）体位引流：所谓体位引流，是指通过适当的体位摆放，使患者受累肺段内的支气管尽可能地垂直于地面，利用重力的作用使支气管内的分泌物流向气管，然后通过咳嗽等技术排出体外的方法。合理的体位引流可以控制感染，减轻呼吸道阻塞，保持呼吸道通畅。其原则是病变的部位置于高处，引流支气管开口置于低处。体位引流的适应证：痰量每天大于30 mL，或痰量中等但其他方法不能排出痰液者。禁忌证：心肌梗死、心功能不全、肺水肿、肺栓塞、胸膜渗出、急性胸部外伤、出血性疾病。体位引流不是适用于所有的患者，在决定采用体位引流治疗之前一定要注意相关的禁忌证。尤其是病情不稳定的患者，一定要慎重。临床可以适当地调节体位，避免头部过多地朝下而引起危险，见表3-1。

表3-1　体位引流部位与体位

引流部位		患者体位
上叶	肺尖（段）支气管	直立坐位
	后面支气管	
	右面	左侧卧位，与床面水平成45°夹角，背后和头部分别垫1个枕头
	左面	右侧卧位，与床面水平成45°夹角，用3个枕头将肩部抬高约30 cm
	前面支气管	屈膝仰卧位
	上段支气管	仰卧位将身体向右侧稍倾斜，在左侧从肩到髋部垫1个枕头支撑
中叶	尖（段）支气管	俯卧位，在腹下垫1个枕头
	内侧基底支气管	右侧卧位，胸部朝下与地面成20°夹角
	前面基底支气管	屈膝仰卧位，胸部朝下与地面成20°夹角
下叶	外侧基底支气管	向对侧侧卧，胸部朝下与地面成20°夹角
	后面基底支气管	俯卧位在腹下垫1个枕头，胸部朝下与地面成20°夹角

体位引流的时间选择：不允许饭后立即进行体位引流。治疗师的建议是，雾化吸入之后进行体位引流是非常合适的，并且能够带来最大的治疗效果。选择在患者休息之前进行体位引流是合适的，因为可以帮助患者休息和带来良好的睡眠。

治疗的频率：治疗的频率完全由患者的病理情况和临床症状决定。如果患者有大量的黏稠痰，每天2～4次体位引流都是可以的，直到肺部保持清洁。如果患者的情况得到改善，相应地减少次数。

不需要继续做体位引流的标准：胸部 X 线检查显示肺野相对清晰；患者 24 ~ 48 小时内不再发热；听诊时呼吸音正常或者接近正常。

除了用体位引流，深呼吸，或者有效的咳嗽也能够促进气道清洁，在体位引流时联合用不同的徒手操作技术能最有效地清洁气道。包括敲打、振动、震颤。

（2）敲打：敲打通常使用"杯状手"，将手放在被引流肺叶的上面。治疗师的"杯状手"交替有节律地叩击患者的胸壁。治疗师应该保持肩、肘和腕部松弛和灵活的操作。敲打应该持续一段时间或者直到患者需要改变位置想要咳嗽。这种操作不应该引起疼痛或者不舒适。应该防止刺激敏感的皮肤，可以让患者穿着一件薄的柔软舒适的衣服，或者在裸露的身体上放一条轻薄的毛巾。应该避免在女士的乳房或者是骨凸部位做敲打。

敲打禁忌证：已经发生了骨折，脊椎融合，或者是骨质疏松；有肿瘤的区域；肺栓塞；存在很明显的出血倾向；不稳定性心绞痛；有很严重的胸壁疼痛。

（3）振动：振动是将两只手直接放在患者胸壁的皮肤上，当患者在呼气的时候给予轻微的压力快速振动。良好振动操作的获得来自于治疗师从肩到手等长收缩上肢的肌肉。

（4）震颤：震颤是在患者呼气时比振动更有力的断断续续的跳动的操作，治疗师的手成对的大幅度的活动。治疗师拇指扣在一起，将其余手指打开直接放在患者的皮肤上面，手指缠住胸壁，同时给予压力和震颤。

4. 呼吸训练

呼吸训练具有促进膈肌呼吸、减少呼吸频率、提高呼吸效率、协调呼吸肌运动、减少呼吸肌及辅助呼吸肌耗氧量、改善气促症状的作用。进行呼吸训练的目的是使患者建立生理性呼吸模式，恢复有效的腹式呼吸。全身性的有氧训练无疑可改善呼吸肌的力量和耐力，但针对性的专项训练更为有效。呼吸肌的训练原理与其他骨骼肌相似，主要通过施加一定的负荷来使其收缩力增强。具体方法如下。

（1）体位的摆放：很多 COPD 患者曾经或者正在遭遇呼吸困难（气短或气促）的困扰，尤其是患者在运动之后或者精神紧张的情况下更为明显。当患者正常的呼吸模式受到干扰，那么气短也就随之发生。教会患者自我进行呼吸控制和体位的摆放将有利于改善这一症状。可以在患者坐、走、上下楼梯或者完成工作的时候进行。大部分患者能够清楚地意识到在活动中发生呼吸困难的前期症状。在轻微的出现呼吸困难的时候就要告诉患者立即停止目前正在进行的动作，并且使用呼吸控制和缩唇呼吸来防止呼吸困难的进一步加重。使患者处于轻松的体位，通常是将身体前倾。如果有必要，应该使用支气管扩张剂。教会患者使用呼吸控制技术来降低呼吸频率，并使用缩唇呼吸来避免呼气时候的过度用力。在使用缩唇呼吸之后，应该建立有效的腹式呼吸模式，避免使用辅助呼吸肌。然后使患者继续保持在这个姿势继续放松和控制呼吸，恢复良好的呼吸模式。

（2）膈肌呼吸训练：又称腹式呼吸训练或呼吸控制训练，是正常的也是最有效的呼吸方式。腹式呼吸训练，就是通过增加膈肌活动范围以提高肺的伸缩性来增加通气量，膈肌活动范围每增加 1 cm，可增加肺通气量 250 ~ 300 mL，同时使浅快呼吸逐渐变为深慢呼吸。膈肌较薄，活动时耗氧不多，又减少了辅助呼吸肌不必要的使用，因而呼吸效率提高，呼吸困难缓解。COPD 患者由于其病理变化，横膈被明显压低，活动受到严重限制，此时患者代偿性地使用胸式呼吸来代替，甚至动用辅助呼吸肌进行呼吸，形成浅而快的异常呼吸模式。因此应教会患者自觉地使用膈肌呼吸这种更为有效的呼吸方式。提高其呼吸效率，降低耗氧量。

膈肌呼吸训练标准化操作程序如下。①将患者安置于舒适和放松的体位，使患者可利用重力帮助膈肌的运动，如 Semi -Flower's position。②如果在治疗之初，发现患者最初的呼吸模式在吸气的时候运用了附属吸气肌，要教会患者如何放松这些肌肉（例如可以采用肩部的环转运动和耸肩动作来放松）。③治疗师将手放在患者的前肋角下缘的腹直肌上，要求患者用鼻缓慢地深吸气，保持肩部的放松和上胸的平静，允许腹部抬高，然后告诉患者通过控制性的缓慢呼气排尽气体。④要求患者练习 3～4 次上述动作，然后休息。不允许患者过度通气。⑤假如患者在吸气时运用膈肌呼吸非常困难，可以用鼻嗅的动作成功地完成吸气。这个动作也能易化膈肌。⑥学会怎样进行自我管理这套程序，让患者将他（她）的手放在前肋角下缘，感受腹部的运动。患者的手将在吸气时抬起，呼气时下降。通过放在腹部的手，患者也能感受到腹肌的收缩，这样也有利于患者控制性的呼气和咳嗽。⑦当患者理解和掌握了运用膈肌呼吸来控制呼吸，保持肩部的放松，然后练习在不同位置（仰卧位、坐位、站位）以及在活动中（走和爬楼梯）的膈肌呼吸。

（3）缩唇呼吸练习：所谓缩唇呼吸，是指在呼气时缩紧嘴唇，如同吹笛时一样，使气体缓慢均匀地从两唇之间缓缓吹出。这种方法可增加呼气时支气管内的阻力，防止小气道过早塌陷，有利于肺泡内气体的排出，减慢呼吸速率，增加潮气量。缩唇呼吸练习应在自然呼气而非用力呼吸的情况使用。具体方法是：将患者安置于舒适放松的位置。向患者解释在呼吸的时候应该放松，不要引起腹部肌肉的收缩。治疗师将手放在患者的腹部上面，感觉患者的腹部肌肉是否收缩。要求患者深而慢地吸气，然后缩唇将气体缓慢地呼出。用鼻吸气，用口呼气。吸与呼之比为 1：2。

（4）深慢呼吸训练：这一呼吸有助于减少解剖无效腔的影响而提高肺泡的通气量，因此对 COPD 患者康复是有利的。具体方法是：吸气和呼气的时间比例是 1：2。每次训练前，先设置呼吸节律，可用节拍器帮助。随着训练次数增加，所设置的节律逐渐减慢，适当延长呼气过程，使呼气更加完善，减少肺泡内的残气量。

5. 运动训练

具有改善呼吸肌和辅助呼吸肌功能、改善心肺功能和整体体能、减轻呼吸困难症状和改善精神状态的作用。运动训练是肺部康复的基础。大量的临床研究表明，运动训练是提高 COPD 患者日常生活能力最有效的物理治疗手段。在执行运动训练之前和整个运动训练中，一定要反复评估患者的情况，一定要与临床呼吸专科医师合作建立完美的临床治疗，包括使用支气管扩张治疗、长期氧疗及对并发疾病的治疗。还应强调的是 COPD 患者的评估包括最大心肺功能训练的测试，其目的是评估运动训练的安全性，评估限制运动训练的因素及制订合理的运动训练处方。

运动训练应有一份完整、合理、有效和安全的适合 COPD 患者的运动训练处方，内容包括运动训练周期、频率、强度和种类 4 个方面。

（1）周期和频率：最小的肺部康复训练周期还没有被广泛地接受。有研究指出出院患者一周两三次、持续 4 周的运动训练比相同频率持续 7 周的训练优点少。同时普遍认为患者每周进行至少 3 次运动训练，并在物理治疗师有规律的指导下将获得最佳的运动训练效果。但是基于 COPD 患者的运动耐受能力和实际情况，一周两次有指导的训练和一次以上在家没有指导的运动训练方案是可接受的，但是一周一次的指导性训练表明明显不够。

（2）强度：虽然低强度运动训练能够改善症状、HRQA 和日常生活活动能力的某些方面，但是高强度的训练才会获得更多的有效运动训练好处。一般来说，运动训练的目的应该是试图获得最佳的训练效果。但因为疾病的严重程度、症状的限制和训练动机的不同，运动训练计划应该是可调节的。另外，虽然高强度的运动训练对改善患者的身体情况有优势，但是低强度的运动训练对长期坚持和广泛人群的健康利益更重要。对正常人，高强度训练被认为可以增加血乳酸水平。不过，在肺功能康复的人群中，因为获得身体情况改善之前的肺功能受损的种种限制，高强度训练方案还没有被普遍接受。虽然高百分比看起来有更多的好处，超过最大锻炼能力 60% 的锻炼强度从经验上讲被认为可以带来运动训练的足够利益。临床上，症状分数可以被用于判断训练负荷。常采用 Borg 评分中的 4 ~ 6 分作为运动训练强度。

（3）种类：COPD 运动训练种类包括下肢训练、上肢训练、腹肌训练、呼吸抗阻训练、耐力和力量训练和间断训练 6 种。

1）下肢训练：可以增加 COPD 患者的活动耐力、减轻呼吸困难症状、改善整体体能和精神状态。肺功能康复锻炼过程传统上集中在下肢训练，常用活动平台 treadmill，或者步行、骑车、登山等方法。在肺功能康复中，以骑自行车和行走锻炼方式训练耐力是最常见的训练方法。最佳的运动处方概括为高强度（>60% 最大功率）、相对长期的锻炼。

2）上肢训练：上肢训练能够锻炼辅助呼吸肌群，如胸大肌、胸小肌和背阔肌等。可以采用手摇车和提重物训练。其他上肢训练方法包括上肢循环测力器、免负荷训练和弹力带训练。许多日常生活活动涉及上肢，所以上肢训练也应该合并在运动训练计划中。

3）腹肌训练：腹肌是主要的呼气肌。COPD 患者常有腹肌无力，使腹腔失去有效的压力，从而减少膈肌的支托及减少外展下胸廓的能力。

方法 1：卧位腹式呼吸抗阻训练。患者卧位，将 1 kg 重的沙袋放在脐与耻骨间的下腹部，每两日增加 1 次重量，渐加至 5 ~ 10 kg，每次 5 ~ 20 分钟，每日训练 2 次。

方法 2：吹蜡烛训练。患者坐位，将距离口腔 10 cm 处、与口同高点燃的蜡烛的火苗吹向偏斜，逐渐增加吹蜡烛的距离，直到 80 ~ 90 cm。

方法 3：吹瓶训练。用两个有刻度的玻璃瓶，瓶的容积 2 000 mL，各装入 1 000 mL 水。将两个瓶用胶管或玻璃管连接，在其中的一个瓶插入吹气用的玻璃管或胶管，另一个瓶插入一个排气管。训练时用吸气管吹气，使另一个瓶的液面提高 30 mm 左右。休息片刻可反复进行。液面提高的程度作为呼气阻力的标志。每天可逐渐增加训练时的呼气阻力，直到达到满意的程度为止。

4）呼吸抗阻训练（RRT）：RRT 能够提高呼吸肌的强度和耐力，预防和解除呼吸困难。虽然在训练的时候呼气肌也会被涉及，但呼吸抗阻训练更多关注吸气肌的训练。呼吸抗阻训练通常有两种方式：一种是吸气抗阻训练，另一种是膈肌抗阻训练。

吸气抗阻训练：国外有人应用吸气肌训练器（IMT）专门训练吸气肌功能。其原理是让患者经由不同口径的管道吸气，对吸气肌施加不同程度的负荷，而对呼气过程则不加限制，这样便可以达到对吸气肌肌力和耐力的增强作用。开始练习时每次 3 ~ 5 分钟，每天 3 ~ 5 次，以后练习时间可增加至每次 20 ~ 30 分钟，以增加吸气肌耐力。

膈肌抗阻训练：膈肌抗阻训练使用很小的重量，例如小的沙袋，或者盐包来增强膈肌的强度和耐力。将患者安置在头部稍微抬高的位置，如果可能，最好将患者安置于仰卧位。将一个大约 1.4~2.3 kg（3~5 磅）的沙袋或者盐包置于患者剑突下缘的上腹部，要求患者深吸气但是保持上胸部平静。逐渐增加患者对抗阻力的时间。如果患者能在不使用辅助呼吸肌参与的情况下对抗阻力 15 分钟不感到费力，就可以再增加阻力。

5）耐力和力量训练：对 COPD 患者的力量（或者阻力）训练也是值得做的。这种训练对提高肌肉的质量和力量比耐力训练有更大的潜力。力量训练一般包括 2~4 组强度范围 50%~85% 的 6~12 个重复动作。耐力和力量训练的结合在 COPD 患者运动训练中可能是最好的策略，因为可以联合提高肌肉力量和整个身体的耐力，而不会延长不必要的训练时间。

6）间断训练：对于一些患者，要达到高强度或长时间的连续性训练可能比较困难，甚至需要近距离的监护。在这种情况下，可以选择间断训练。间断训练是把长时间的锻炼分割为休息期和低强度锻炼期几个短的部分。

训练的不耐受性是限制 COPD 患者日常生活能力的主要因素之一。在 COPD 患者中导致运动受限的主要症状是呼吸困难和（或）疲劳，原因是通气限制、肺气体交换异常、外周肌肉和心功能不全，或者是以上几种因素的联合。焦虑和消极的动机也与训练的不耐受有关。

（二）作业治疗

作业治疗以减轻患者临床症状、改善机体运动能力、减轻心肺负担、提高呼吸功能、减轻精神压力、改善日常生活自理能力及恢复工作能力为目标。通过日常活动能力训练、适合患者能力的职业训练、有效的能量保护技术及适当的环境改造等来实现减少患者住院天数，最终摆脱病痛折磨，提高生活质量，早日重返家庭和社会，并延长患者寿命和降低病死率的目的。

1. 提高运动能力的作业治疗

有针对性地选择能提高全身耐力和肌肉耐力的作业活动，改善心肺功能，恢复活动能力。这是作业治疗和物理治疗都必须涉及的部分。

2. 提高日常生活活动能力的作业治疗

患者往往因呼吸问题和精神紧张，而不能独立完成日常生活自理。日常生活活动能力的训练正是为此而设计。

（1）有效呼吸作业：学会日常活动中的有效呼吸，练习主要是教会患者如何将正常呼吸模式即腹式呼吸与日常生活协调起来，如何正确运用呼吸，增强呼吸信心，避免生活中的呼吸困难。

练习要求：身体屈曲时呼气，伸展时吸气；用力时呼气，放松时吸气；上下楼梯或爬坡时，先吸气再迈步，以"吸—呼—呼"对应"停—走—走"；如果要将物品放在较高的地方，则先拿好物体同时吸气，然后边呼气边将物体放在所需位置。一些一次呼吸无法完成的活动，则可分多次进行，必须牢记吸气时肢体相对静止，边呼气边活动。例如，让患者模拟开/关门动作，要求患者站在门边，先吸气并握住门把，然后边呼气将门拉/推上，练习多次至自然为止。

（2）自我放松作业：学会日常活动中的自我放松。多数患者由于长期呼吸功能障碍和精神紧张导致全身肌肉紧张。放松训练有助于阻断精神紧张和肌肉紧张所致的呼吸短促的恶性循环，减少机体能量的消耗，改善缺氧状态，提高呼吸效率。放松治疗有两个含义：一个是指导患者学会在进行各项日常活动时，身体无关肌群的放松；另一个是选择可以让患者全身肌肉放松、调节精神紧张、转移注意力的作业治疗活动。

常用的方法有：缓慢、深长地呼吸；坐位或行进中双上肢前后自然摆动，有利于上肢和躯干肌肉放松；园艺治疗中的养殖花草；在树林、草地上悠闲地散步；养鱼、养鸟活动及音乐疗法都可以达到调整情绪、放松肌肉的作用；传统医学静松功，坐位或立位放松法。

学会在各种活动中的放松，教会患者日常活动、职业劳动、社交活动中的放松方法，注意选择合适、舒适的体位，让患者头、颈、肩、背和肢体位置适当、有依托，减少这些肌肉长时间紧张。在日常生活活动中可以一边听音乐一边进行活动，活动安排有计划，保证充裕的时间。在完成某项作业活动时，要充分放松那些不用的肌肉，以保存自己的体力和能力。

对于不容易掌握松弛的患者，可先教会其充分收缩待放松的肌肉，然后，让紧张的肌肉松弛，以达到放松的目的。头颈、躯干、肢体的缓慢摆动，轻缓地按摩、牵拉也有助于肌肉的放松。

3. 环境改造

为了增强患者生活独立的信心，减少对他人的依赖，治疗师应该提供有患者功能状况的信息，必要时通过家庭、周围环境的改造，使患者可以发挥更大的潜能，完成生活的独立。

4. 职业前作业治疗

康复治疗的最终目的，是让患者回归家庭，重返社会。职业前作业治疗就是患者重返工作岗位的前期准备。可以模拟患者从前的工作岗位和工作环境，在治疗师的指导下进行工作操作。如果患者已经不适合以前的职业，治疗师可以根据患者的兴趣，选择一些患者可以胜任的工作加以练习熟悉，并向有关部门提出建议。

（三）心理治疗

COPD 患者普遍存在焦虑、沮丧和其他心理健康障碍。流行病学的报道有接近 45% COPD 患者存在心理障碍。而从临床现状看，对老年 COPD 患者的心理治疗普遍不被重视。同时，因为害怕不良反应、上瘾及出于花费的考虑或者服用太多药物的挫折感，许多老年患者拒绝服用抗焦虑药或抗沮丧药。

实践表明，通过积极的心理干预能够有效地缩短物理治疗的疗程和提高物理治疗的效果，帮助患者减少不良的情绪和促进适应社会环境。

1. 心理治疗的意义

临床证实，呼吸困难的发作频率和程度与 COPD 患者的心理状态有密切的关系。不良心理刺激能加剧 COPD 患者的呼吸困难。有积极的社会支持的 COPD 患者比没有社会支持的患者较少出现沮丧和焦虑。

2. 心理评价

心理评价应包括在对患者起始的物理治疗评估中。在治疗之始就应该表现出对他们疾病的关心和重视及提出一些友善的问题。这些问题包括：对生活质量的理解、对疾病的调节能力的认识、自信、治疗动机、坚持的毅力和是否存在神经心理缺陷（例如，记忆力、注意力、解决问题的能力）。评定的内容中应涉及内疚、生气、愤怒、放弃、害怕、压力、睡眠障碍、焦虑、无助、孤立、忧伤、遗憾、悲伤、不良的婚姻关系和照看配偶的健康问题。如果可能，约见主要的看护者（经患者同意）可以帮助探讨患者回答问题的可信度和患者真实的心理情况。

3. 心理支持与治疗

适当的支持系统的发展是肺疾病康复的最重要内容。COPD 患者应该从支持系统中得到帮助去解决他们关心的问题。治疗消极的心理可以给患者的生活质量带来明显的改善。虽然中等水平的焦虑和消极存在于肺疾病的康复过程中，但是有明显的心理社会障碍的患者，应该在开始物理治疗的时候就寻找适当的心理健康从业者的帮助。

物理治疗师应该给患者提供一些解决压力的方法。通过肌肉放松、冥想、瑜伽及中医气功等技术来完成放松训练。选择一些放松精神和心灵的磁带帮助患者舒缓焦虑的情绪。放松训练应该整合到患者的生活中去，以控制呼吸困难和疼痛，包括镇定练习，预想即将到来的压力，预演需要解决的问题等。

放松功法一般分为三线放松、分段放松、局部放松、整体放松、倒行放松 5 种方法。5种方法中，三线放松是最基本的方法。

（1）三线放松：先将身体分成两侧、前面和后面三条线，然后自上而下依次分部放松。

第一条线：头部两侧—颈部两侧—肩部—两上臂—肘关节—前臂—腕关节—两手掌—十指尖。

第二条线：面部—颈部—胸腹部—两大腿前面—膝关节—两小腿—两足—十趾端。

第三条线：后脑部—后颈部—背部—腰部—两大腿后面—两膝窝—两小腿—两足跟—两足底。

练功时，依上述路线，先注意一个部位，然后默念"松"字，使该部位放松，接着注意下一个部位，再默念"松"字。先从第一条线开始，再接第二条线，最后接第三条线。每放松完毕一条线，可在该线的终端部位静守 1~2 分钟。三线放松完毕后，可在脐部静守3~4 分钟，如此为一个循环，一般一次练两三个循环。本法更适合于初学者。

（2）分段放松：将全身分为若干段，自上而下进行放松。

从头部—两肩—两手—胸部—腹部—两腿—两足循序渐进分段放松。

从头部—颈部—两上肢、胸腹背腰—两大腿—两小腿分段放松。

练功时先注意一段，默念"松"字两三次，使该段放松，再注意下一段，默念"松"字。如此依次进行，周而复始。每次练功可放松两三个循环。本法宜于初练功对三线放松诸多部位记忆有困难者。

（3）局部放松：在三线放松的基础上，单独放松身体某一病变部位，或针对身体某一紧张点，默念"松"字 20~30 次。该法能缓解或消除局部气滞血瘀之疼痛或不适感。

（4）整体放松：将整个身体作为一个部位，进行默念放松。从头到足流水般地向下默想放松。就整个身体中心笼统地向外周远端默想放松。就三线放松的三条线，依顺序流水般地向下默念放松。此法适合于阴虚火旺、肝阳偏亢之上实下虚患者。

（5）倒行放松：将身体分为前后两条线，自下而上地进行放松。此法适合于气血两亏、中气下陷、头晕目眩之虚损明显的患者。

前面线：足底—足背—小腿—两膝—大腿—腹部—胸部—颈部—面部—头顶。

后背线：足跟—小腿后面—两腿弯—大腿后面—尾骶部—腰部—后背—后颈—后脑—头顶。

（四）营养支持

COPD 患者的身体成分异常的治疗基于以下 3 个方面：发病率和病死率的高度流行和相

关性；肺功能康复中运动训练时的高热量需求，可能加重失常；增加运动训练的益处。虽然在 COPD 中导致体重丢失和肌肉萎缩的病因复杂而且现在并没有统一的解释，但是不同的生理和药理干预已经用于治疗脂肪组织和非脂肪量（FFM）的消耗。大部分介入治疗的周期是 2~3 个月。

身体成分异常是 COPD 患者普遍存在的情况。Zanotti 的一项研究报道指出有 32%~63% 的 COPD 患者存在体重减轻。肌肉无力在体重不足的 COPD 患者中比较常见。身体组成的物理治疗评估通过计算身体指数（BMI）最容易完成。BMI 定义是体重（kg）数除以身高（m）的平方。以 BMI 为基础，COPD 患者可分为体重不足（<21）、正常体重（21~25）、体重过重（25~30）和肥胖（>30）。近期体重丢失（过去的 6 个月里丢失大于 10% 或者过去的 1 个月里丢失大于 5%）能够很好地预测慢性肺疾病的发病率和病死率。然而，体重或者 BMI 的测量，不能准确地反映这些患者身体组成的变化。体重可以分为脂肪量和 FFM。FFM 由身体细胞质量（器官、肌肉、骨骼）和水组成。FFM 的测量可以估计身体细胞质量。FFM 的丢失是 COPD 患者相关的恶病质的特征性表现。确定 FFM 的方法有：皮肤厚度、人体测量学、生物阻抗分析、双能 X 线吸光测定法（DEXA）等。虽然 FFM 的减少常与体重丢失联系在一起，但是 FFM 的丢失也可以出现在体重稳定的患者中。FFM 的丢失常表明肌纤维选择性萎缩，特别是 II 型纤维。在过去的 20 年中，几项研究已经定义和量化 FFM 的损耗。物理治疗评估中可以基于 FFM 指数（FFM/体重^2）来考虑损耗，男性低于 16，女性低于 15 是有意义的。在欧洲的研究中，使用这些参数发现 35% 的来自肺部康复的 COPD 患者和 15% 出院的 COPD 患者出现了 FFM 指数的降低，证明了其在慢性肺疾病中的高流行性。用 12 分钟行走测试或者 VO_{2max} 测试 COPD 患者，发现 FFM 减少的患者比 FFM 正常患者的运动耐力要低。另外，周围肌肉力量也是降低的，因为肌力直接与肌肉的横截面积成正比。在研究中发现每千克肢体 FFM 产生的力量在 COPD 患者和对照组中是相近的，支持肌肉质量的丢失是肢体无力的主要决定因素。虽然一部分肌肉无力的出现毫无疑问地归于胸廓形状和过度充气变化导致的生物力学缺陷，但 COPD 患者中肌力的削弱与 FFM 的减少也有联系。体重不足的 COPD 患者比正常体重的患者有明显的 HRQL（health-related quality of life，HRQL）的减弱，因为正常体重的 COPD 患者和低 FFM 的患者比正常 FFM 的低体重患者有更多的 HRQL 的削弱。身体组成失常是 HRQL 的重要预测指标，而不是体重减少。

1. **热量的补充**

热量的补充对于 COPD 患者是特别重要的。因为一些患者可能存在不自觉的体重丢失和（或）在运动中机械性功效的减少。适当的蛋白摄入可刺激蛋白合成以保持和储存 FFM。以下情况应该给予热量的补充：BMI<21，最近 6 个月内不自觉的体重丢失 10% 或者 1 个月内丢失 5%，或者有 FFM 的损耗。热量的补充应该包括对患者饮食习惯和能量补充的管理。口服液体饮食补充能保持能量平衡和增加体重不足的 COPD 患者的体重。但是早期研究没有计算脂肪组织和 FFM 的比例，而且大多数出院患者单独的营养补充并没有明显增加体重。这样的结果可能受以下因素影响：自动的食物摄入，日常饮食中和活动模式中的营养补充没有得到最好的执行，营养补充中蛋白的大小和营养素的成分，以及全身性的炎症消耗。把这些因素考虑进去，通过整合的营养干涉策略应用到全面的康复过程中去，可能有更大的促进。Gosselink R 的研究显示：营养补充结合指导下的运动训练可以增加体重不足的 COPD 患者的体重和 FFM。这份研究明确指出联合干涉可以导致 FFM 和脂肪组织的增加比例是 2：1。

2. 生理性介入

力量训练可以通过胰岛素生长因子1（IGF－1）或者 IGF－1 信号的靶器官来刺激蛋白质合成以选择性地增加 FFM。在正常身体成分 COPD 的患者，8 周的整个身体的运动训练适当地增加了 FFM，从而导致体重增加，而脂肪趋向减少。对正常体重的 COPD 患者，经过 12 周的有氧训练结合力量训练，通过计算机 X 线断层扫描仪测量，两侧大腿中段肌肉横截面有所增加。然而，BMI 并没有变化。BIM 的不同反应与不同组间的饮食摄入不同有关。

3. 药物干预

几种药物性康复策略已经应用到对 COPD 患者的干预，药物干预的好处在于可以减少体重，增加 FFM。合成类固醇已经被广泛研究，可以作为单独治疗应用，也可以结合其他肺功能康复运用。一般来说，治疗周期是 2～6 个月，合成类固醇可以提高肺功能康复的结果因为基于以下机制：直接或间接地作用于 IGF-1 系统刺激蛋白质合成；筒箭毒碱基因的调节；抗糖皮质激素作用和红细胞生成作用。

低剂量合成类固醇的干预方式可以采用肌内注射或者口服，一般没有明显的不良反应。低睾丸激素水平的男性患者，服用睾丸激素导致肌肉增加。合成类固醇的治疗是否改善运动能力或健康状态还不是很清楚，特别是这些治疗的适应证还没有被定义。生长激素是系统的 IGF－1 有效的刺激剂，可以提高在参与肺功能康复过程中的一小部分体重不足的 COPD 患者的身体成分。身体成分的适当增加和运动性能的提高有相关性。然而，上述治疗比较昂贵并且有一定的不良反应，例如水钠潴留、糖代谢减弱。最近，有研究正在调查生长激素释放因子提高 COPD 患者的身体成分和功能性能力的安全性和效果。促孕剂醋酸甲地黄酮已经表明可以增加食欲、体重和刺激慢性虚弱条件下的通气量，例如艾滋病和癌症。给体重不足的 COPD 患者使用 8 周，和安慰剂治疗比较后发现有 2.5 kg 的体重差别，但是这个体重的改变主要是脂肪组织。基于最近的研究，几种生理性和药理性介入能够调节 COPD 患者的脂肪组织和 FFM。然而这些介入表明是相对安全和短期的，还需要更多的研究去证明长期效果，需要更多的研究去发展对慢性肺疾病的肌肉消耗时药物介入的最佳策略。这些包括运动训练和药物治疗的结合，给特殊人群（疾病的严重性和软组织耗损模式）设定目标，和确定身体成分的改善是否转化成功能性好处和延长生存期。

4. 对肥胖患者的特殊考虑

与肥胖有关的呼吸系统问题可能引起做功的增加和呼吸时氧耗的增加，以及运动耐力的消耗、残疾和生活质量的缺失。呼吸功能的明显异常可单独因为肥胖引起，甚至在潜在的肺实质疾病和限制性胸廓疾病的不足中存在。与肥胖有关的呼吸问题包括低肺容量的呼吸性机制，呼吸系统顺应性的降低，增加下气道阻力，以及呼吸模式和呼吸驱动的改变。轻度肥胖的人比同年龄预期的血氧水平低，是由于肺底的扩张不足。

肺功能康复是致力于与肥胖有关的呼吸性疾病和肥胖导致功能受限的患者的需求。特殊的治疗包括营养指导，限制热量的饮食计划，鼓励减肥和身体支持。虽然没有确定关于肺功能康复后获得大量体重减少的目标，但是肥胖患者的全面康复可以导致体重减少和提高功能状态和生活质量。

五、功能结局

（一）生理功能

COPD 患者以呼吸困难进行性加重为结局，绝大多数死于呼吸衰竭、循环衰竭和并发症。

（二）心理功能

大多数 COPD 患者终身有不同程度的忧郁、沮丧、焦虑和绝望等心理障碍。

（三）社会参与能力

ADL 能力及其相关活动受限、社会交往受限、职业受限及生活质量下降通常将伴随 COPD 患者终身。

康康治疗能改善 COPD 患者的生理功能、心理功能、社会功能，减少 COPD 感染发作频率，阻止病情进展速度以及提高 COPD 患者的生活质量，应及时介入并持之以恒。

六、健康教育

在治疗的同时让患者了解有关疾病的知识，是控制疾病、延缓疾病发展的重要手段。患者应该了解所患疾病的基本知识，包括药物的治疗作用、用法及不良反应，以便进行自我照顾。花粉、飞沫、灰尘、清洁剂、烟雾、寒冷等，都是不良的刺激因素，会影响病情。指导患者掌握正常的呼吸方式和养成良好的呼吸习惯，管理好自己的呼吸道。呼吸系统疾患的患者由于呼吸道抵抗力很弱，容易患感冒，而继发感染会导致支气管症状加重，可采用防感冒按摩、冷水洗脸、体质训练等方法预防感冒，减少发病的可能。保持所处环境的空气清新和通畅，每天开窗、开门，保持空气流通，减少呼吸道感染的机会。另外强调戒烟和避免被动吸烟，也有助于减少呼吸道分泌物，降低感染的危险性。积极治疗呼吸系统疾病，控制炎症，减少疾病的反复发作。在健康教育中，患者需要掌握以下基本知识，这是预防和控制这类疾病的重要环节：认识正常呼吸道的解剖结构和呼吸肌的功能；认识呼吸在人体中的重要作用；掌握正常的呼吸方式和呼吸节律，注意保持呼吸道清洁卫生；认识吸烟的危害。

（一）能量保存技术

学会日常活动中的能量保存，强调节能技术的运用，可以减少日常生活活动中的能量消耗，使体能运用更有效，增强患者生活独立性，减少对他人的依赖。先对活动进行计划安排，包括活动节奏的快慢程度，活动强度的轻重交替，活动中间的休息等，这些都是节省体力、避免不必要氧耗的有效手段。像坐着比站着省力；经常用的东西放在随手可拿到的地方，避免不必要的弯腰、转身、举臂、前伸，如果有必要可借助棍子、叉子等辅助用具拿取物品；提较重的东西尽量用推车，而推比拉省力；活动时动作要连贯缓慢，有一定的休息间隙。教会患者如何保存体能，用最省力的方法独立完成日常生活活动。指导患者养成良好的姿势习惯，运用适当的躯体力学原理完成诸如举、搬、接、推、拉、梳头、洗澡等基本生活动作；必要时学会利用各种辅助设备完成生活活动。合理安排活动的时间、频率及程序，保证既完成活动又不过分疲劳。具体方法如下。

活动或做事前先将准备工作做好，所需物品和资料放在开始就要用的地方，如有可能尽量选择左右活动，避免前后活动。

坐位比站位省力，尽量选择坐位处理事情。

日常生活用品应放在随手可及的地方，避免不必要的弯腰、伸手。

移动物品时用双手且靠近身体，搬动笨重物体用推车，用手推比手拉省力。

活动要连贯并缓慢进行，并注意经常休息，轻重事情交替进行。

动作过程中缩唇并缓慢呼气。如坐位穿鞋，应先将鞋拿起，再把同侧的脚放在另侧大腿上，穿鞋系带；另一只脚同对侧。而不要弯腰低头在地上穿鞋。

（二）纠正不良姿势

注意日常活动中的身体姿势，长期的呼吸肌以及辅助呼吸肌的紧张不仅使患者含胸驼背，姿势不良，且影响正常呼吸。纠正不良姿势的练习如下。

（1）增加胸廓活动：患者坐位，双手叉腰，吸气，躯干向一侧屈，同时呼气，还原吸气，躯干再向另一侧屈并呼气，再还原，如躯干向一侧屈时另一侧的上肢能同时上举，则效果更好。

（2）挺胸、牵张胸大肌：吸气挺胸，呼气含胸耸肩。

（3）肩带活动：坐位或立位，吸气并两臂上举，呼气同时弯腰屈髋、双手下伸触地。

（4）纠正驼背：立于墙角，面向墙壁，两臂外展90°、屈肘90°，双手分别置于两侧墙上，双脚静止而身体向前移动并挺胸。也可双手持体操棒置于颈后部，双手与肩同宽以牵伸胸大肌、挺胸。以上练习每个持续5~10秒或更长些，每组5~10个，每天2~3次。

（三）家庭氧疗

氧疗可以改善患者症状，提高工作效率，增加运动强度，扩大活动范围。有研究证实每天坚持15小时吸氧比间断吸氧效果好。长期低流量吸氧（<5 L/min），可提高患者生活质量，使COPD患者的存活率提高2倍。教会患者氧气的正确和安全使用。在氧气使用过程中主要应防止火灾及爆炸，在吸氧过程中禁止吸烟。

适应证：经过临床抗感染、祛痰和支气管扩张剂等治疗，如缓解期动脉血氧分压（PaO_2）仍在7.33 kPa以下者，应进行家庭氧疗。而对于那些伴有继发性红细胞增多症或顽固性右侧心力衰竭的COPD患者可适当放宽氧疗指征。

为防止高浓度吸氧对通气的抑制作用，应采用低流量吸氧。持续给氧气，流量<1 L/min；夜间给氧，流量<3 L/min；运动时给氧气，流量<5 L/min。氧浓缩器可以将空气中的氧气浓缩，使用方便。液氧贮器将氧气在超低温下以液态保存，故体积小，重量也轻，可以随身携带。

（四）防感冒按摩操

此按摩操已经得到较普遍的应用，基本方法如下。

（1）按揉迎香穴：迎香穴属于手阳明大肠经，位于鼻翼外缘沟。用两手中指指腹紧按迎香穴，做顺时针、逆时针方向按摩各16~32次。

（2）擦鼻两侧：两手拇指根部掌面的大鱼际肌或两侧拇指近节互相对搓摩擦致热，自鼻根部印堂穴开始沿鼻两侧下擦至迎香穴。可两手同时，也可一上一下进行。各擦16~32次。

（3）按太渊穴：太渊穴属于手太阴肺经，位于腕桡侧横纹头即桡侧腕屈肌腱的外侧、拇长展肌腱的内侧。用拇指指腹紧按穴位做顺时针、逆时针方向按摩各16次，左、右侧交替进行。

（4）浴面拉耳：主要是摩擦脸面和耳部。两手掌互搓致热，两手掌紧贴前额前发际，自上向下擦至下颌部，然后沿下颌分擦至两耳，用拇、示指夹住耳垂部，轻轻向外拉（也称双凤展翅）2~3次，再沿耳向上擦至两侧颞部，回至前额部，重复16次。最后两手掌窝成环状，掩盖鼻孔，呼吸10次。

（5）捏风池穴：风池穴属于足少阳胆经，位于枕骨下发际，胸锁乳突肌和斜方肌止点之间的凹陷处。用两拇指指腹紧按该穴，其他各指分别置于头顶部，做顺时针、逆时针方向按摩各16次，或用一手的拇、示指分别按两侧的风池穴，按捏16次。得气感为局部酸、胀、热明显，并向下方和向内侧放射。然后用手掌在颈项部做左右方向按摩16次。

（张　萍）

第二节　肺源性心脏病

慢性肺源性心脏病（简称肺心病）是因肺组织、肺动脉血管或胸廓的慢性病变而导致肺组织结构和功能异常，产生肺血管阻力增加，肺动脉压力增高，使右心室扩张、肥大，伴或不伴右侧心力衰竭的心脏病。我国肺心病的患病率约为是0.4%，大于15岁人群中发病率约为0.7%。肺心病的患病率存在地区差异，东北、西北、华北患病率高于南方地区，农村患病率高于城市，并随年龄增高而增加。吸烟者比不吸烟者患病率明显增多，男女无明显差异。

肺心病的发病机制还不是很清楚。但先决条件是肺的功能和结构的不可逆性改变，发生反复的气道感染和低氧血症，导致一系列的体液因子和肺血管变化，使肺血管阻力增加，肺动脉血管的结构重构，产生肺动脉高压。肺循环阻力增加，右心发挥其代偿功能，以克服肺动脉压升高的阻力而发生右心室肥大。肺动脉高压早期，右心室尚能代偿，舒张末期压力仍正常。随着病情的进展，特别是急性加重期，肺动脉压持续升高，超过右心室的负荷，右心室失代偿而排血量下降，收缩末期残留血量增加，舒张末压增高，促使右心室扩大和功能衰竭。

一、临床表现

（一）症状和体征

本病发展缓慢，临床上表现为在原有肺、胸疾病的各种症状和体征外逐步出现的肺动脉高压、心功能衰竭以及其他器官损害的征象。在肺、心功能代偿期，临床症状主要表现为慢性阻塞性肺疾病的症状：慢性咳嗽、咳痰、喘息或气促，活动后的心悸感、呼吸困难、乏力和运动耐力下降。体检可有明显肺气肿征：肺动脉瓣区第二心音亢进，提示肺动脉高压；有右心室肥大时，三尖瓣区出现收缩期杂音或剑突下出现心脏搏动。在肺、心功能失代偿期的主要表现以呼吸衰竭为主，伴或不伴有心力衰竭。

（二）影像学检查

除肺、胸原发疾病的特征外，有肺动脉高压征，如右下肺动脉干扩张，其横径≥15 mm；其横径与气管横径之比≥1.07；肺动脉段明显突出或其高度≥3 mm；右心室肥大征，皆为诊断肺心病的主要依据。

（三）心电图检查

典型的肺心病心电图表现为右心室肥大的改变，如电轴右偏，额面平均电轴 $\geq +90°$，重度顺钟向转位，$RV_1 + SV_5 \geq 1.05$ mV 及有肺型 P 波。

（四）超声心动图检查

诊断指标包括右心室流出道内径（≥ 30 mm），右心室内径（≥ 20 mm），右心室前壁的厚度，左、右心室内径的比值（<2），右肺动脉内径或肺动脉干及右心房肥大等。

（五）动脉血气分析

肺功能代偿期可出现低氧血症或合并高碳酸血症，当 $PaO_2 < 60$ mmHg、$PaCO_2 > 50$ mmHg 时，表示有呼吸衰竭。

（六）其他检查

肺功能检查对早期或缓解期肺心病诊断有意义。痰细菌学检查对急性加重期肺心病可以指导抗菌药物的选用。肺阻抗血流图及其微分图检查对肺心病的诊断和预测肺动脉高压及运动后预测肺动脉高压有参考价值。

根据"慢性肺心病诊断标准"，患者有慢性支气管炎、肺气肿、其他肺胸疾病或肺血管病变，因而引起肺动脉高压、右心室肥大或右心功能不全表现，并有上述的心电图、X 线表现，再参考超声心动图、肺功能或其他检查，可以作出诊断。

二、康复评定

（一）生理功能的评定

1. 肺功能的评定

肺功能的评定包括通气功能和换气功能评定。

（1）肺通气功能评定：包括静态肺容量测定及动态肺容量评定，分述如下。

1）静态肺容量：临床常用的静态肺容量测定内容有肺活量（VC）、残气量（RV）、功能残气量（FRC）和肺总量（TLC）。

肺活量（VC）：最大吸气后，再做一次最大呼气的气量。正常值：男性 3 470 mL 左右，女性 2 440 mL 左右。肺活量降低 20% 以上为异常。

残气量（RV）：最大呼气后仍残留在肺内不能再呼出的气量。残气量随年龄而增加。正常值：男性 1 530 mL 左右，女性 1 020 mL 左右。

功能残气量（FRC）：平静呼气末遗留在肺内的气量。相当于残气量 + 补呼气量。正常值：男性 2 600 mL 左右，女性 1 580 mL 左右。

肺总量（TLC）：深吸气后，肺内所含气体总量。相当于肺活量 + 残气量。正常值：男性 5 020 mL 左右，女性 3 460 mL 左右。

肺心病患者的静态肺容量测定中，其残气量增加，残气量占肺总量的百分比 >40%，功能残气量也增加。

2）动态肺容量：动态肺容量是以用力呼出肺活量为基础，来测定单位时间的呼气流速，能较好地反映气道阻力。

用力呼出肺活量（FEVC）：尽力吸气后，再用力最快呼气，直至完全呼尽，其总的呼气量即为FEVC。时间肺活量是指分别计算第 1 秒末、第 2 秒末和第 3 秒末的呼气量，即 1 秒钟用力呼气量、2 秒钟用力呼气量、3 秒钟用力呼气量。将 1 秒量、2 秒量、3 秒量的绝对值与 FEVC 相比则为 1 秒率、2 秒率、3 秒率，正常值分别为 83%、96%、99%。肺心病患者在早期，肺活量可以是正常的，而时间肺活量会降低，1 秒率 <60%。相对于肺活量，时间肺活量能更好地反映小气道的问题。

最大中期呼气量（MEF）与最大中期呼出流速（MMEF）：MEF 是把用力呼出肺活量的呼出曲线分成 4 段，舍去第 1 段和第 4 段，取中间两段的量，即为最大中期呼气量。MEF 排除了受试者的主观因素，更为敏感。MMEF 是以 MEF 与相应时间的关系来计算：

$$MMEF = MEF/METs$$

用力呼出中期 50% 肺活量所需的时间称为 METs。MMWF 正常值：男性 4.48 L/S ± 0.183 L/S，女性 3.24 L/S ± 0.1 L/S。由于排除主观意志的影响，此法比时间肺活量更敏感，对气道阻力的反映更确切。

最大通气量（MVV 或 MVC）：在单位时间内（每分钟）用最大速度和幅度进行呼吸，吸入或呼出的气量。正常值：男性 104 L，女性 82 L。降低 20% 以上为异常。

最大呼气流速—容量曲线（简称流速—容量曲线）：在尽力吸气后，再用力最快呼气，直至完全呼尽的过程中，连续测定不同流量下的肺容量和相应的压力改变，以此绘图，得到的曲线称为流速—容量曲线。其特点是在不同肺容量下，压力、流速的关系存在差别。在此曲线上可任意选择肺容量中的某一容量，来确定在此容量时产生某一流速所需的压力。流速—容量曲线在临床上多应用于小气道疾病的检查。不同的肺部疾患，流速—容量曲线表现不同。①慢性阻塞性肺疾病，各阶段流速与最大流速都降低；曲线的降支突向容量轴，病情愈重，弯曲愈明显；肺活量减少。②早期小气道病：与慢性阻塞性肺疾病图形基本相似，但改变程度较轻。肺活量无明显改变。③限制性通气障碍：表现为流速—容量曲线高耸，各阶段流速增高，肺活量减少，曲线倾斜度增大。

闭合气量（CV）：闭合气量是测定从小气道闭合开始到最大呼气末为止的时间段内的气量。闭合气量增高，表示气道早闭，原因是小气道的阻塞和肺弹性回缩力的降低。

（2）肺换气功能评定：包括肺泡通气量（有效通气量）、通气与血流比率和弥散功能，分述如下。

1）肺泡通气量（有效通气量）：肺泡通气量 =（潮气量 – 无效腔气量）× 呼吸频率。正常值：4 200 mL/min 左右。>5 000 mL/min 表示通气过度，<2 000 mL/min 表示通气不足。无效腔气量是指有通气作用，但不与肺血管中的血流进行气体交换的部分气体。呼吸频率高，潮气量小，无效腔气量大，则肺泡通气量减少。故深缓呼吸比浅快呼吸所取得肺泡通气量多，换气效能高。

2）通气与血流比率：通气与血流比率 = 每分钟肺泡通气量/每分钟肺脏血流量。正常值 =4 000 mL/5 000 mL =0.8。肺泡内的气体与肺泡周围毛细血管的血流进行气体交换时，要求有足够的通气及充分的血流量。如仅有通气无血流，则为无效腔样通气；有血流无通气，则无气体交换，相当于动静脉分流。通气与血流比率失调对 O_2 和 CO_2 交换的影响在程度上是不相等的。原因在于 O_2 与 CO_2 的动静脉分压差悬殊（分别为 60 mmHg 和 6 mmHg），两者的解离曲线也不同。通气与血流比率失调往往只是缺氧，没有或仅有轻微的 CO_2 潴留。

3）弥散功能：弥散功能以肺泡膜两侧气体分压相差 1 mmHg 时单位时间（分钟）内通过的气体量，即弥散量来表示，衡量气体透过肺泡膜的能力。其大小与下列因素有关：气体在肺泡中和毛细血管血液中的压力差值、肺泡面积、肺泡膜厚度、气体分子量及气体在液体中的溶解度。CO_2 的弥散能力是 O_2 的 21 倍，故弥散功能障碍主要影响 O_2 的吸收。

2. 呼吸功能障碍程度评定

主观呼吸功能障碍程度评定根据气促程度进行分级。

（1）自觉气短、气急分级。

Ⅰ级：无气短、气急。

Ⅱ级：稍感气短、气急。

Ⅲ级：轻度气短、气急。

Ⅳ级：明显气短、气急。

Ⅴ级：气短、气急严重，不能耐受。

（2）呼吸功能改善或恶化时以下列标准评分。

−4：非常明显改善。

−3：明显改善

−2：中等改善。

−1：轻度改善。

0：不变。

+1：轻度加重。

+2：中等加重。

+3：明显加重。

+4：非常明显加重。

3. 运动功能评定

通过运动试验，可评估心肺功能和运动能力。

（1）活动平板或功率自行车运动试验：通过活动平板或功率自行车运动试验，进行运动试验获得最大吸氧量、最大心率、最大 METs 及运动时间等相关量化指标评定患者运动能力（详见本章第一节）。也通过活动平板或功率自行车运动试验中患者主观劳累程度分级（Borg 计分）等半定量指标来评定患者运动能力。

（2）6 分钟或 12 分钟行走距离测定：测定患者在规定时间内在平地行走的距离（详见本章第一节）。规定时间内行走距离越短，心肺功能越差。

（二）日常生活活动能力评定

呼吸功能障碍患者的日常生活活动能力评定常采用六级分法。

0级：虽存在不同程度的肺气肿，但是活动如常人，对日常生活无影响，无气短。

1级：一般劳动时出现气短。

2级：平地步行无气短，速度较快或上楼、上坡时，同行的同龄健康人不觉气短而自己感觉气短。

3级：慢走不到百步即有气短。

4级：讲话或穿衣等轻微活动时也有气短。

5级：安静时出现气短，无法平卧。

（三）社会参与能力评定

主要进行生活质量评定和职业评定。

三、功能障碍

（一）生理功能障碍

1. 呼吸功能障碍

主要表现为呼吸困难，病理性呼吸模式形成，最严重的呼吸功能障碍是呼吸衰竭。

肺心病患者原发疾病导致了小气道狭窄、肺泡弹性下降、肺动脉高压及肺血管毁损、胸廓活动受限等，使患者在呼吸过程中的有效通气量与换气量降低，残气量增加，临床上患者表现为运动后气促、气急、呼吸困难或出现缺氧症状等，给患者带来极大的痛苦。

病理性呼吸模式：肺心病患者呼吸方式多表现为浅快的胸式呼吸模式，膈肌运动很少。这种呼吸模式使肺有效通气量减少，患者为了弥补，即便在安静状态下也动用辅助呼吸肌参与呼吸，形成了病理性呼吸模式。病理性呼吸模式使患者不能进行有效的通气，同时由于这些肌群在活动时增加耗氧量，使呼吸本身所消耗的氧量增加，加重了患者的缺氧状态。

2. 心脏功能障碍

主要以肺泡换气功能障碍或换气功能障碍加右侧心力衰竭为特征性表现。

3. 运动功能障碍

主要表现为肌力及运动耐力下降。患者因为惧怕劳力性呼吸困难，活动减少，导致肌力与运动耐力下降，肌力与运动耐力下降使患者在同样运动时氧利用减少，需氧量增加，加重呼吸困难，形成恶性循环。

（二）心理功能障碍

1. 恐惧和焦虑

长期患病，患者日常生活活动与社会参与受限，导致患者出现恐惧与焦虑。

2. 疑病和敏感

由于疾病迁延不愈、反复发作，使患者产生疑虑。表现：一种是不相信自己患病，另一种则认为自己的病情比医生说得更严重，多在病情缓解期出现。

3. 过度依赖与行为退化

肺心病患者多为老年人，对于疾病发作、病情危重程度，患者完全处于被动状态，缺乏主见和信心，希望得到更多的关心和同情，并且事事都依赖别人去做，导致依赖心理增强，行为退化。

4. 患者角色减退或缺失

患者对疾病有不在乎心理（自持心理）和久病成医心理，任意活动或滥用药物，依从性差。

（三）日常生活活动能力受限

由于呼吸功能、心脏功能与运动功能受限，大多数患者日常生活活动能力减退，严重者可能长期卧床，生活不能自理。

（四）社会参与能力受限

患者社会参与、社会交往常受到部分或全部限制，大多数患者职业参与能力受限，甚至完全不能参加工作。

四、康复治疗

肺心病的康复治疗主要在缓解期。康复原则是以综合治疗为主，最大限度改善患者的功能。康复目标是尽可能恢复有效的腹式呼吸，并改善呼吸功能；清除支气管腔内的分泌物，减少引起支气管炎症或刺激的因素，保持呼吸道卫生；采取多种措施，减少和治疗并发症；提高心功能和全身体力，尽可能地恢复活动能力。其适应证包括所有病情稳定的肺心病患者，禁忌证主要包括呼吸衰竭、心力衰竭、不稳定型心绞痛、明显肝功能异常、脊柱及胸背部创伤患者等。康复治疗措施包括物理治疗、作业治疗、心理治疗与健康教育。

（一）物理治疗

主要包括物理因子治疗、气道廓清技术（有效的咳嗽训练与体位引流）、呼吸训练及运动训练。

（二）作业治疗

作业治疗以减轻患者临床症状、改善机体运动能力、减轻心肺负担、提高呼吸功能、减轻精神压力、改善日常生活自理能力及恢复工作能力为目标。通过日常生活活动能力训练、适合患者能力的职业训练、有效的能量保护技术及适当环境改建等来实现使患者减少住院天数，最终摆脱病痛的折磨，提高生活质量，早日重返家庭和社会，并延长患者寿命和降低病死率的目的。肺心病患者的作业治疗包括提高运动能力的作业治疗、提高日常生活活动能力的作业治疗、环境改造、职业前作业治疗。

（三）心理治疗

（1）建立良好的医患关系，加强心理沟通。医护人员应沉着、冷静，言行上表示关心，取得患者的信任，有助于患者主动配合治疗。

（2）对患者要有同情心。依赖心理强的患者，急需得到亲人照料与医护人员的关怀，医护人员的关怀同情，确实可减轻或消除痛苦。

（3）对有自持心理的患者，应加强健康教育，提高他们对疾病的认识，更好地发挥患者对治疗的主观积极性。

（4）发现患者信心不足时，应耐心向患者说明逐渐增加活动量的重要性，以争取患者合作，保证他们安全与顺利康复。发现行为减退时，则恰当地向患者介绍病情，鼓励其循序渐进地活动，并讲明不活动的危害。同时应言语亲切、态度和蔼，使其感到自己的活动是在监护下进行的，绝对安全。

五、功能结局

（一）生理功能

肺心病患者以进行性加重的呼吸困难为结局，绝大多数死于呼吸衰竭、循环衰竭和并发症。

（二）心理功能

大多数患者终身有不同程度的抑郁、疑病、焦虑、过度依赖等心理障碍。

（三）社会参与能力

ADL 能力与社会参与能力受限，生活质量下降通常将伴随肺心病患者终身。

合理的康复治疗后可达到减少用药量、缩短住院日；减少气短、气促症状；减轻精神症状如压抑、紧张等；提高运动耐力、日常生活自理能力和恢复工作的可能性；增加对疾病对认识，从而自觉采取预防措施，提高控制症状能力。最终能提高生活质量，减少因呼吸功能恶化所导致的病死率。

六、健康教育

在治疗的同时让患者了解所患疾病的基本知识，以便患者自我照顾。具体内容如下。

（一）强调戒烟

烟雾使呼吸道黏膜上皮纤毛发生粘连、倒伏、脱失，使支气管杯状细胞增生，分泌物增多，呼吸道的防御功能下降，是引起肺部感染的重要原因。因此，必须戒烟，包括避免被动吸烟。

（二）预防感冒

肺心病患者易患感冒，继发细菌感染后常使支气管炎症状加重。预防感冒操的应用可以帮助患者，详细操作请参见本章第一节。

（三）家庭氧疗

每天持续低流量长时间（16 小时以上）的吸氧可以改善患者的临床症状，增加心肺适应性，提高患者的生存质量和存活率。应教育患者正确使用氧疗机及氧疗的方法。

（四）其他

（1）强调咳嗽排痰的重要性，如每天痰量超过 30 mL，宜进行体位排痰。

（2）药物治疗应根据医嘱进行，而不是自以为是，或对药物产生依赖。

（3）教会患者氧疗对肺心病的重要性与如何进行氧疗。

（4）认识慢性支气管炎和肺气肿的关系和其可能转归，以及康复治疗的必要性。

（崔婷婷）

第四章

循环系统疾病康复

第一节 急性心肌梗死

一、概述

急性心肌梗死各个阶段的康复内容不同，各国的分期和方案不尽相同，但均需按临床病情和个人情况制定和调整康复程序，即个体化、循序渐进原则。目前国际上通常将心脏康复分为 3 期或 3 个阶段。

第Ⅰ期（也称第 1 阶段）：院内康复。为发生心血管事件如急性心肌梗死（acute myocardial infarction，AMI）或急性冠脉综合征（acute coronar syndrome，ACS）和心脏外科手术后的住院患者提供预防和康复服务。

第Ⅱ期（也称第 2 阶段）：院外早期康复。为急性心血管事件后早期（3～6 个月）的院外患者提供预防和康复服务，持续至事件发生后 1 年。

第Ⅲ期（也称第 3 阶段）：院外长期康复。为心血管事件 1 年以后的院外患者提供预防和康复服务。

也有人将第Ⅱ期进一步分为两期，即在有监护条件下进行的康复为早期，通常为 8～12 周；无须监护条件下进行的康复为中期，持续至 1 年。

二、康复程序

（一）Ⅰ期康复

心肌梗死住院期间，病情稳定就开始进行，持续时间约 1 周，国外缩短至 3～5 天。

1. 内容

（1）评估、教育与咨询：向患者讲解目前的病情、治疗及下一步诊疗方案，评估有无心理障碍（如抑郁、焦虑），制订住院期间的活动计划，教育患者及护理者对可能发生的AMI 症状如何识别、作出早期反应，纠正危险因素。

（2）教育、帮助患者恢复体力及日常生活能力：通常于入院后 24 小时内开始，目的是出院时达到基本生活自理。早期活动计划根据病情而定。受很多因素影响，如并发症、年龄、生活习惯及骨关节状况。无并发症的心肌梗死、冠脉搭桥手术（coronar arter bypass grafting，CABG）和经皮冠状动脉腔内成形术（percutaneous transluminal coronary angioplasty，

PTCA）或急症冠脉介入手术治疗术后可以早期活动，而合并有心力衰竭或心源性休克等复杂情况者可能要延迟活动。

（3）出院计划：评估患者何时适合出院、出院后的生活自理能力和能否进入相关社区保健服务，结合患者的需求，与心血管科专家、全科医生和（或）基层医疗保健人员联系，明确下一次随访的时间。

（4）推荐患者参加院外早期心脏康复计划。

（5）必要时进行出院前的运动评估，为患者进行运动治疗提供依据。

2. 程序

Wenger 等提出 14 步程序，后修改为 7 步程序。现在对于无并发症的急性心肌梗死，康复方案订为 7 步（表 4-1），1 周以内完成。因为大多数急性心肌梗死患者入院后进行溶栓或 PCI，住院时间明显缩短，部分心脏中心也只是选择性地应用此方案，有些中心缩至 3~5 天完成此方案。

表 4-1　Wenger 的住院 7 步康复程序

阶段	监护下的运动	CCU/病房活动	教育娱乐活动
		CCU	
1	床上所有肢体的主动及被动关节活动，清醒时教患者做踝关节跖屈背伸活动，每小时 1 次	部分活动处理，自己弯足于床边，应用床边便盆，坐椅 15 分钟，每天 1~2 次	介绍 CCU，个人急救和社会救援
2	所有肢体的主动关节运动，坐于床边	坐椅 15~30 分钟，每天 2~3 次，床上生活完全自理	介绍康复程序，配合戒烟、健康教育，计划转出 CCU
		病房活动	
3	热身运动，2METs；伸臀运动，做体操：慢步走，距离 15.25 m（50ft）并返回	随时坐轮椅去病房教室，在病房里步行	介绍正常的心脏解剖和功能，动脉硬化、心肌梗死的病理生理
4	关节活动和体操，2.5METs，中速走 22.88 m（75ft）一来回，教测脉搏	监护下下床，走到浴室，病房治疗	介绍如何控制危险因素
5	关节活动和体操，3METs；教患者自测脉搏，试着下几级台阶，走 91.5 m（300ft），每天 2 次	走到候诊室和电话间，随时在病房走廊里散步	介绍饮食卫生、能量保存和需要的工作及简单技巧
6	继续以上活动，下楼（坐电梯返回），走 152.5 m（500ft），每天 2 次，教做家庭运动	监护下温热水淋浴或盆浴，监护下去做作业治疗和心脏临床治疗	介绍心脏病发作时的处理：药物，运动，外科手术、对症治疗，回归家庭时的家庭社会调节
7	继续以上活动，上楼，走 152.5 m（500ft），每天 2 次，继续介绍家庭运动，提供院外运动程序资料	继续以前所有的病房活动	计划出院。提出有关药物、活动、饮食、回归工作、职业、娱乐和程序试验的建议，提供教育资料和药物卡片

（二）Ⅱ期康复

近年来，由于冠状动脉血管重建及药物治疗的巨大进展，急性心肌梗死和急性冠脉综合征（AMI/ACS）的住院时间明显缩短，心脏康复第 I 期的时间也缩短，由此产生的去适应反应轻微。但这一阶段的缩短，使得指导患者如何减少危险因素和运动的机会就减少了。第 III 期心脏康复主要是维持前两期已形成的健康和运动习惯，因此，心脏康复的第 II 期——院外早期康复变得尤为重要，这也是 2007 年 AACVPR/ACC/AHA（美国心肺康复协会/美国心脏病学会/美国心脏协会）制定心脏康复和二级预防指南主要强调的内容，在出院后 1～3 周即应该开始实施早期院外心脏康复/二级预防计划，主要内容为评估和危险分层，运动处方，二级预防与健康教育以及心理、社会支持和职业康复。

1. 评估和危险分层（表 4-2）

首先应对患者在康复过程中再次发生严重心血管事件的危险程度进行评估和分级，掌握患者总体健康状况和生活状态，这对指导患者正确实施运动康复程序有重大意义。

表 4-2　冠心患者心脏康复危险性分层表

低危	中危	高危
·无明显左心室功能障碍（EF＞50%）	·左心室功能中度障碍（EF＝40%～49%）	·左心室功能障碍（EF＜30%～40%）
·运动或恢复期无症状，包括无心绞痛的症状或征象（ST 下移）	·中度运动（5～6.9METs）或恢复期出现包括心绞痛的症状或征象	·低水平运动（＜5METs）或恢复期出现包括心绞痛的症状或征象
·无休息或运动引起的复杂室性心律失常		·有休息或运动时出现的复杂室性心律失常
·心肌梗死、冠状动脉旁路移植术、血管成形术或支架术后无并发症；心肌梗死溶栓血管再通		·心肌梗死或心脏手术后并发心源性休克、心力衰竭
·运动或恢复期血液动力学正常		·运动血液动力学异常（特别是运动负荷增加时收缩压不升）
·猝死或心脏停搏的幸存者		
·运动功能含量≥7METs		·运动功能含量＜5METs
·无心理障碍（抑郁、焦虑）		·心理障碍严重

2. 运动处方

制定程序：首先收集个人病史及资料，对患者进行全面体格检查，参考运动负荷试验结果，按每个人的不同情况制定出运动康复处方。早期可根据出院前运动试验结果和危险分层给予运动处方，心脏事件后 6～8 周进行症状限制性运动试验后，根据结果调整运动处方。再隔 3～6 个月可进行一次运动试验和医学评定。每年或根据需要调整运动处方。

过去认为等长抗阻运动可明显升高血压，引起心肌缺血和心律失常，禁止心脏病患者参加等长运动或阻力训练。近年研究显示，阻力训练对机体的损害不像原先认为的那么大，特别是对于心功能基本正常的患者。阻力训练可增强肌力（24%）和运动耐力，是患者回归工作运动程序的一个重要组成部分，但对于冠心病患者阻力训练要慎重，只对有选择的患者推荐低、中等强度的动态/阻力训练。2007 年 AACVPR/ACC/AHA 建议每周 2 次抗阻运动训练，对于左心室功能低下的患者等长运动仍应该是禁忌的。

3. 二级预防与健康教育

所有心肌梗死患者均要改变生活方式并接受健康教育，后者包括对患者及其家属进行饮食和营养指导，学会选择含脂肪、盐和胆固醇少的健康食物，教患者学会如何放弃不良习惯，并学会如何控制伴随心脏疾患出现的疼痛或疲劳。AHA/ACC 更新了冠心病的二级预防指南，简介如下。

（1）吸烟：彻底戒烟，且远离烟草环境。推荐措施如下：①每次就诊均询问抽烟情况；②建议吸烟者戒烟；③评估吸烟者戒烟的自愿性；④通过咨询及规划协助戒烟；⑤安排随访，制订专门的戒烟计划，或药物疗法［包括尼古丁替代治疗和安非他酮（抗抑郁药）］；⑥强调避免在工作时和在家中暴露于烟草环境。

（2）控制血压：血压控制目标在 <140/90 mmHg，若为糖尿病或慢性肾病患者则 <130/80 mmHg。推荐措施如下：开始或维持健康的生活方式，包括控制体重，增加体力活动，适量饮酒，减少钠盐摄入，增加新鲜水果、蔬菜和低脂乳制品的摄入；血压≥140/90 mmHg 的患者以及血压≥130/80 mmHg 的慢性肾病或糖尿病患者如果可以耐受，首选 β 受体阻滞剂和（或）血管紧张素转化酶抑制剂（ACEI），必要时可加用其他药物如噻嗪类以达到目标血压。

（3）调节血脂：低密度脂蛋白胆固醇（LDL－C）<2.6 mmol/L；若三酰甘油（TG）≥2.6 mmol/L，则高密度脂蛋白胆固醇 <3.38 mmol/L。推荐措施如下：①饮食治疗，减少饱和脂肪酸占总热量的比例（<7%）（2 g/d）和黏性纤维（>10 g/d）摄入，可进一步降低低密度脂蛋白胆固醇（LDL－C）。②增加日常体力活动并控制体重。③鼓励以鱼或鱼油胶囊的形式增加 ω－3 脂肪酸摄入（1 g/d），尤其在治疗高三酰甘油血症时，通常需要更高剂量。

急性心血管事件患者需在入院 24 小时内完善血脂控制评估检查。对住院患者，在出院前开始降脂药物治疗。

（4）体重控制：目标为 BMI18.5～24.9 kg/m²；腰围男性 <102 cm，女性 <89 cm。推荐措施为：①每次就诊均评估 BMI 和（或）腰围，如超标，鼓励患者进行体力活动；②如女性腰围（髂嵴处水平测量）≥89 cm，男性≥102 cm，首选生活方式调节，如有代谢综合征可考虑对其进行治疗；③初始目标应是减少体重10%，如进一步评估体重仍偏高，可继续降低体重。

（5）糖尿病控制：开始改变生活方式和药物治疗使 HbA1c 接近正常；开始对其他危险因素进行强力纠正（如进行体力活动、控制体重、控制血压和胆固醇）；与患者的初级护理医师或内分泌专家配合，共同进行糖尿病护理。

4. 心理、社会支持

心脏病患者会经历抑郁、焦虑，可以帮助患者与心理、社会支持系统联系，指导患者健康应对这些挫折，树立信心，使患者恢复正常的生活秩序并更好地享受生活。

5. 职业康复

是协助患者最大限度地达到功能恢复，重返工作岗位的多程序医疗手段。包括评估患者心功能级别、病情预后，观察患者学习新技术和对新生活方式的适应能力，帮助患者掌握就业前的必要技巧。

冠心病患者职业回归受到病情、心理因素、社会因素，包括年龄、性别、职业种类、教育水平、家庭成员的态度及医师和雇主态度等一系列因素的影响。目前有些发达国家已建立职业康复机构，提供职业分析、职业模拟、职业锻炼、职业稳定、改变职业等服务。在美国

70%～75%的心肌梗死后患者可恢复工作。随着冠状动脉溶栓和介入治疗的开展，复工时间有进一步缩短的趋势且复工状况会有进一步的改善。

（三）Ⅲ期康复

1. 内容

Ⅱ期康复后继续维持方案，终身保持合理的生活方式。每年1次医疗评估，包括症状限制性运动试验（SGXT）。

2. 预期达到Ⅲ期康复标准

（1）功能容量最少8METs。

（2）休息和运动时心电图无变化或与以前心电图对比有改善。

（3）心绞痛已控制——稳定或日常活动不引起心绞痛发作。

（4）休息时血压达标，心率<90次/分。

（5）患者了解自身疾病的基本病理生理、医疗和坚持所推荐的生活方式的必要性。

（张亚男）

第二节　冠心病

一、概述

冠心病（CHD）为冠状动脉粥样硬化性心脏病的简称，是最常见的心血管疾病之一。

（一）定义

冠心病是由于血脂增高和多种危险因素的综合作用，致使脂质沉积在冠状动脉壁形成粥样硬化斑块，逐步发展为血管狭窄乃至闭塞。冠心病的病理生理核心是心肌耗氧和供氧失衡。在应激或运动时心肌耗氧量增加，导致心肌缺血，可诱发心绞痛。狭窄部位的血栓形成或粥样斑块脱落可造成血管闭塞，导致心肌梗死。

1. 诊断

（1）心绞痛：是以发生于胸部、下颌部、肩部、背部或手臂的不适感为特征的临床综合征，常发生于冠心病患者，也可发生于瓣膜性心脏病、肥厚型心肌病和控制不良的高血压患者。

心绞痛分为稳定型心绞痛（劳力性心绞痛）和不稳定型心绞痛，后者分为以下3个亚型。①静息心绞痛，心绞痛在休息时发作，新近一周每次疼痛发作持续时间大于20分钟。②新近发作性心绞痛，最近两个月内首次出现心绞痛，严重度＞加拿大心血管病学会（CCS）心绞痛分级Ⅲ级。③恶化性心绞痛，较原心绞痛发作次数频繁，持续时间延长，或发作阈值降低，如在首发症状后两个月内心绞痛的严重度至少增加了一个CCS等级。

（2）加拿大心血管病学会（CCS）心绞痛分级。

Ⅰ级：一般日常活动例如走路、登楼梯不引起心绞痛，心绞痛发生在剧烈、速度快或长时间的体力活动或运动时。

Ⅱ级：日常活动轻度受限。心绞痛发生在快步行走、登楼梯、餐后行走、冷空气中行走、逆风行走或情绪波动后活动。

Ⅲ级：日常活动明显受限，以一般速度在一般条件下平地步行1km或上一层楼即可引起心绞痛发作。

Ⅳ级：轻微活动即可诱发心绞痛，患者不能做任何体力活动，但休息时无心绞痛发作。

（3）急性心肌梗死：指长时间心肌缺血导致心肌组织出现不可逆的组织坏死。

2. 主要功能障碍

（1）循环功能障碍：冠心病患者心血管系统的适应性下降，循环功能障碍。

（2）呼吸功能障碍：长期的心血管功能障碍可导致肺循环功能障碍，肺血管和肺泡气体交换效率降低，吸氧能力下降，诱发或加重缺氧症状。

（3）全身运动耐力减退：机体吸氧能力减退和肌肉萎缩，限制全身运动耐力。

（4）代谢功能障碍：脂代谢和糖代谢障碍，表现为血清总胆固醇和三酰甘油增高、高密度脂蛋白胆固醇降低。脂肪和能量物质摄入过多而缺乏运动是基本原因。缺乏运动还可导致胰岛素抵抗，除了引起糖代谢障碍外，还可促使形成高胰岛素血症和高脂血症。

（5）行为障碍：冠心病患者往往伴有不良生活习惯、心理障碍等，也是影响患者日常生活和治疗的重要因素。

3. 康复的目的与意义

冠心病的康复是指采用积极主动的身体、心理、行为和社会活动训练，帮助患者缓解症状，改善心血管功能，在生理、心理、社会、职业和娱乐等方面达到理想状态，提高生活质量。同时强调积极的二级预防，包括干预冠心病危险因素，阻止或延缓疾病的发展过程，减轻残疾和减少再次发作的危险。冠心病的康复治疗会增加患者周围人群对冠心病风险因素的认识，从而有利于未患病人群改变不良生活方式，达到预防疾病的目的。所以冠心病的康复可扩展到未患病人群。

4. 康复的疗效

有效的康复治疗可降低死亡率，积极参加康复锻炼者比未进康复锻炼者的死亡率低20%～30%。同时致死性心肌梗死的发生率也显著降低。

（二）康复治疗分期

根据冠心病病理和康复治疗的特征，国际上将康复治疗分为以下3期。

1. Ⅰ期

指急性心肌梗死或急性冠脉综合征住院期的康复。发达国家此期为3～7天。

2. Ⅱ期

指从患者出院开始，至病情稳定性完全建立为止。时间为5～6周。目前，由于急性阶段缩短，Ⅱ期的时间也趋向于逐渐缩短。

3. Ⅲ期

指病情处于较长期的稳定状态，或Ⅱ期过程结束。包括陈旧性心肌梗死、稳定型心绞痛及隐性冠心病患者。康复治疗的时间一般为2～3个月，自我锻炼应持续终身。也有人将终身维持的锻炼列为第Ⅳ期。

（三）适应证和禁忌证

1. 适应证

（1）Ⅰ期：患者生命体征平稳，无明显心绞痛，安静心率<110次/分，无心力衰竭、严重心律失常和心源性休克，血压基本正常，体温正常。

（2）Ⅱ期：与Ⅰ期相似，患者病情稳定，运动能力达到3METs以上，家庭活动时无显著症状和体征。

（3）Ⅲ期：临床病情稳定，包括陈旧性心肌梗死、稳定型劳力性心绞痛、隐性冠心病、冠状动脉分流术，以及腔内成型术后、心脏移植术后、安装起搏器后的患者。

2. 禁忌证

凡是康复训练过程中可能诱发临床病情恶化的情况均为禁总证，包括原发病临床病情不稳定或合并新的临床病症等。稳定与不稳定是相对概念，与康复医疗人员的技术水平、训练监护条件、治疗理念都有关系。此外，不理解或不合作者不宜进行康复治疗。

（四）康复治疗的原理

1. Ⅰ期康复

通过适当活动，减少或消除绝对卧床休息所带来的不利影响。

2. Ⅱ期康复

保持适当的体力活动，逐步适应家庭活动，等待病情完全稳定，准备参加Ⅲ期康复锻炼。有的康复中心在Ⅱ期便开始进行心电监护下的运动锻炼，其实际效益尚有待论证。

3. Ⅲ期康复

（1）外周效应：指心脏之外的组织和器官发生的适应性改变，是公认的冠心病和各类心血管疾病康复治疗的作用机制。①改善肌肉适应性，长期运动训练后肌肉的毛细血管密度和数量增加，运动时毛细血管开放的数量和直径增加，血液—细胞气体交换的面积和效率相对增加；外周骨骼肌氧摄取能力提高，动静脉氧差增大。②改善运动肌氧利用能力和代谢能力，肌细胞线粒体数量、质量和氧化酶活性提高，骨骼肌氧利用率增强。肌细胞胰岛素受体开放数量增加，葡萄糖进入细胞的速率和数量增加，从而改善能量代谢效率。③交感神经兴奋性降低，血儿茶酚胺含量降低。④肌肉收缩的机械效率提高，定量运动时能量消耗相对减少。⑤最大运动能力提高。由于定量运动时心脏负荷减轻，心肌耗氧量降低，最大运动能力相应提高。外周效应需要数周时间才能形成，停止训练则丧失，因此训练必须持之以恒。

（2）中心效应：指训练对心脏的直接作用，主要为心脏侧支循环形成，冠状动脉储备提高，心肌内在收缩性相应提高。动物实验已经证明，高强度的运动训练可以取得中心效应。最近有研究表明，缺血预适应对于心肌缺血有一定的保护作用。反复缺血预适应的实质是生理性缺血训练，其研究也获得积极进展，正在深入到临床研究阶段。

（3）危险因素的控制：主要包括以下内容①改善脂代谢异常。②改善血糖及糖耐量异常。③控制高血压。④改善血液高凝状态。⑤帮助戒烟。

二、康复评定

（一）运动试验

1. 心电运动试验

制定运动处方一般根据分级症状限制型心电运动试验。出院前评估则采用6分钟步行或低水平运动试验。

2. 超声心动图运动试验

超声心动图可以直接反映心肌的活动情况，从而揭示心肌收缩和舒张功能，还可以反映心脏内血流的变化情况，有利于提供运动心电图所不能显示的重要信息。运动超声心动图检查比安静时检查更有利于揭示潜在的异常，从而提高试验的敏感性。检查一般采用卧位踏车的方式，以保持在运动时超声探头可以稳定地固定在胸壁，减少检测干扰。较少采用坐位踏车或活动平板方式。

（二）行为类型评定

行为类型指患者的行为特征，其评估有助于制订个体行为治疗策略。Friedman 和 Rosenman 提出行为类型评定如下。

1. A 类型

工作主动，有进取心和雄心，有强烈的时间紧迫感（同一时间总是想做两件以上的事），但是往往缺乏耐心，易激惹，情绪易波动。此种行为类型的应激反应较强烈，冠心病发病率较高，需要将应激处理作为康复的基本内容。

2. B 类型

平易近人，有耐心，充分利用业余时间放松自己，不受时间驱使，无过度的竞争性。

三、康复治疗

（一）Ⅰ期康复

1. 康复目标

低水平运动试验阴性，可以按正常节奏连续行走 100～200 m 或上下 1～2 层楼而无症状和体征。运动能力达到 2～3METs，能够适应家庭生活，患者了解冠心病的危险因素及注意事项，在生理和心理上适应疾病发作，能处理生活的相关问题。

2. 治疗方案

以循序渐进地增加活动量为原则，生命体征一旦稳定，无并发症时即可开始进行康复治疗。要根据患者的自我感觉，尽量进行可以耐受的日常活动。

（1）床上活动：从床上的肢体活动开始，包括呼吸训练。肢体活动一般从远端开始，从不抗地心引力的活动开始，强调活动时呼吸自然、平稳，无任何憋气和用力。然后逐步开始抗阻活动，如捏气球、拍皮球或拉皮筋等，一般不需要专用器械。吃饭、洗脸、刷牙、穿衣等日常生活活动可以早期进行。

（2）呼吸训练：呼吸训练主要指腹式呼吸，要点是吸气时腹部鼓起，膈肌尽量下降；呼气时腹部收缩，把肺内的气体尽量呼出。呼气与吸气之间要均匀、连贯、缓慢。

（3）坐位训练：坐起是重要的康复起始点。开始坐起时可以有靠背或将床头抬高。有依托坐的能量消耗与卧位相同，直立位的心脏负荷低于卧位。

（4）步行训练：步行训练从床边站立开始，然后床边步行。开始时最好进行若干次心电监护下的活动。要特别注意避免上肢高于心脏水平的活动，此类活动增加心脏负荷，常是诱发意外的原因。

（5）排便：卧床患者常出现便秘，成为心血管患者必须解决的问题。饮食结构的调整有利于缓解便秘，保持大便通畅。在床边放置简易坐便器，让患者坐位排便，其心脏负荷和能量消耗均小于卧床，也比较容易排便。

（6）登楼梯：登楼梯的运动负荷主要取决于登楼梯的速度。一般可以减慢速度，甚至每上一级台阶稍做休息。

（7）心理康复与健康教育：患者急性发病后，往往有明显的焦虑和恐惧感。护士和康复治疗师必须对患者进行医学常识教育，使其了解冠心病的发病特点、注意事项和预防再次发作的方法。特别强调戒烟、低盐低脂饮食、规律生活、个性修养等的重要性。

（8）康复方案调整与监护：如果患者在训练过程中没有不良反应，运动或活动时心率增加不足10次/分，则次日训练可以进入下一阶段。若运动中心率增加20次/分左右，则需要继续同一级别的运动。若心率增加超过20次/分或出现不良反应，则应退回到前一阶段的运动，甚至暂时停止运动训练。为了保证活动的安全性，可以在医学或心电监护下开始新一阶段的活动。在无任何异常的情况下，重复性的活动不一定要连续监护。

（9）出院前评估及治疗策略：患者达到训练目标后可以安排出院。出现并发症或运动试验异常者则需要进一步检查，并适当延长住院时间。

（10）干预时间：由于患者住院时间日益缩短，国际上主张3～5天出院。早期康复治疗无需遵循固定的模式。

（二）Ⅱ期康复

1. 康复目标

逐步恢复一般日常生活活动能力，包括轻度家务劳动、娱乐活动等。运动能力达到4～6METs，提高生活质量。对体力活动没有更高要求的患者可停留在此期。此期在患者家庭内完成。

2. 治疗方案

散步，做医疗体操、气功，进行家庭卫生、厨房活动、园艺活动或在邻近区域购物等。强度为活动时心率达最大心率的40%～50%，主观用力计分（RPE）不超过13～15分。一般活动无需医疗监测，较大强度活动时可用远程心电图监护系统监测。无并发症的患者可在家属帮助下逐步过渡到无监护活动。所有上肢超过心脏平面的活动均为高强度运动，应避免或减少。日常生活和工作时应采用能量节约策略，例如制定合理的工作或日常活动程序，减少不必要的动作和体力消耗等，以尽可能提高工作和体能效率。每周需要门诊随访1次。出现任何不适均应暂停运动，及时就诊。

（三）Ⅲ期康复

1. 康复目标

巩固Ⅱ期康复成果，控制危险因素，改善或提高体力活动能力和心血管功能，恢复发病前的生活和工作。此期可以在康复中心完成，也可以在社区进行。

2. 治疗方案

全面康复方案包括有氧训练、循环抗阻训练、柔韧性训练、医疗体操训练、作业训练、放松性训练、行为治疗、心理治疗等。在整体方案中，有氧训练是最重要的核心。本节主要介绍有氧训练的基本方法。

（1）运动方式：包括步行、登山、游泳、骑车、中国传统形式的拳操等。慢跑曾经是推荐的运动，但因其运动强度较大，运动损伤较常见，近年来已经不主张使用。

（2）训练形式：可以分为间断性和连续性运动。间断性运动指基本训练期有若干次高峰强度，高峰强度之间强度降低。其优点是可以获得较强的运动刺激，同时时间较短，不至于引起不可逆的病理性改变；缺点是需要不断调节运动强度，操作比较麻烦。连续性运动指训练的靶强度持续不变，是传统的操作方式。主要优点是简便，患者比较容易适应。

（3）运动量：运动量是康复治疗的核心，要达到一定阈值才能产生训练效应。合理的每周总运动量为 700～2 000 kal（相当于步行 10～32 km）。每周运动量 <700 kal 只能维持身体活动水平，而不能提高运动能力；每周运动量 >2 000 kal 也不能增加训练效应。运动总量无明显性别差异。运动量的基本要素为强度、时间和频率。①运动强度：运动训练必须达到的基本训练强度称为靶强度，可用最大心率（HR_{max}）、心率储备、最大摄氧量（VO_{2max}）、代谢当量（MET）、主观用力评分法（RPE）等方式表达。靶强度与最大强度的差值是训练的安全系数。靶强度一般为 40%～85% VO_{2max} 或 MET，或 60%～80% 心率储备，或 70%～85% HR_{max}。靶强度越高，产生心脏训练中心效应的可能性就越大。②运动时间：指每次运动的时间。靶强度下的运动一般持续 10～60 分钟。在固定运动总量的前提下，训练时间与强度成反比。准备活动和结束活动的时间另外计算。③运动频率：训练频率指每周训练的次数。国际上多数采用每周 3～5 天的运动频率。

运动量合适的主要标志：运动时稍出汗，轻度呼吸加快但不影响对话，早晨起床时有舒适感，无持续的疲劳感和其他不适感。

（4）训练实施：每次训练都必须包括准备、训练和结束活动。①准备活动：目的是预热，即让肌肉、关节、韧带和心血管系统逐步适应训练期的运动应激。运动强度较小，运动方式包括牵伸运动及大肌群活动，要确保全身主要关节和肌肉都有活动，一般采用医疗体操、太极拳等，也可附加小强度步行。②训练活动：指达到训练靶强度的活动，中低强度训练的主要机制是外周适应作用，高强度训练的机制是中心效应。③结束活动：主要目的是冷却，即让高度兴奋的心血管应激逐步降低，适应运动停止后血流动力学的改变。运动方式可以与训练方式相同，但强度逐步减小。

充分的准备与结束活动是防止训练意外的重要环节（训练时，75% 的心血管意外发生在这两个时期），对预防运动损伤也有积极的作用。

（5）注意事项：①选择适当的运动，避免竞技性运动；②只在感觉良好时运动，感冒或发热消失 2 天以上再恢复运动；③注意周围环境因素对运动反应的影响，饭后不做剧烈运动，穿宽松、舒适、透气的衣服和鞋，上坡时要减慢速度，理想的运动环境为温度 4～28 ℃，风速 <7 米/秒，寒冷和炎热天气要降低运动量和运动强度，避免在阳光下和炎热天气时剧烈运动；④患者要充分了解个人能力，定期检查和修正运动处方，避免过度训练，药物治疗发生变化时，要注意相应调整运动方案，参加训练前应尽可能充分地进行身体检查，对于参加剧烈运动者要先进行心电运动试验；⑤警惕症状，运动时如发生心绞痛或其他症状，应停止运动，及时就医；⑥训练必须持之以恒，如间隔 4～7 天以上，再开始运动时宜适当降低运动强度。

（张萍萍）

第五章

消化系统疾病康复

消化系统疾病是一组常见病、多发病，包括慢性胃炎、胃及十二指肠溃疡、肝硬化、肠粘连等多种疾病。在综合治疗的基础上，积极进行康复治疗和健康教育，能改善消化系统疾病患者的生理功能、心理功能、社会功能，提高患者的生活质量，早日回归社会。本章主要介绍慢性胃炎、胃及十二指肠溃疡、肝硬化、肠粘连的康复治疗。

第一节　慢性胃炎

慢性胃炎是指由多种原因引起的胃黏膜慢性炎症和（或）腺体萎缩性病变。病因主要有幽门螺杆菌感染，另外长期服用损伤胃黏膜药物、十二指肠液反流、口鼻咽部慢性感染灶、酗酒，长期饮用浓茶、咖啡，胃部深度 X 线照射也可导致胃炎。我国成年人的幽门螺杆菌感染率明显高于发达国家，感染阳性率随年龄增长而增加，胃窦炎患者感染率一般为70%～90%，炎症持续可引起腺体萎缩和肠腺化生，胃体萎缩性胃炎常与自身免疫损害有关。

一、临床表现

（一）症状与体征

慢性胃炎临床症状无特异性。可有中上腹不适、饱胀、隐痛、烧灼痛，疼痛无节律性，一般于食后为重，常见食欲缺乏、嗳气、反酸、恶心等消化不良症状，有一部分患者可无临床症状。有胃黏膜糜烂者可出现少量或大量上消化道出血，胃体萎缩性胃炎合并恶性贫血者可出现贫血貌、全身衰竭、乏力、精神淡漠，而消化道症状可以不明显。查体可有上腹部轻压痛，胃体胃炎有时伴有舌炎及贫血征象。

（二）辅助检查

1. 胃镜检查与组织学检查

胃镜检查并同时取活组织做组织学病理检查是诊断慢性胃炎最可靠的方法。一般来说浅表性胃炎胃镜所见黏膜呈红白相间，黏液分泌增多，附于黏膜不易剥脱，脱落后黏膜常发红或糜烂，或见黏膜苍白、小凹明显，严重者黏膜糜烂，且常伴出血；萎缩性胃炎胃镜检查黏膜多呈灰色、灰白色或灰绿色，萎缩范围内可残留红色小斑；黏膜下血管常可显露，呈网状或树枝分叉状。

2. 其他

包括幽门螺杆菌检查、胃酸分泌功能测定、X线钡餐检查等辅助检查。

二、康复评定

（一）生理功能评定

1. 疼痛

采用视觉模拟评分法（visual analogue scale，VAS）。

2. 胃液分泌功能检查

萎缩性胃炎时空腹血清胃泌素明显升高，而胃液中胃酸分泌缺乏。

3. 运动功能评定

肌力采用MMT方法。

（二）日常生活活动能力评定

ADL评定采用改良巴氏指数评定表。

（三）社会参与能力评定

主要进行生活质量评定、劳动力评定和职业评定。

三、功能障碍

（一）生理功能障碍

主要有消化吸收功能障碍、营养不良、上腹疼痛，一般不影响运动功能，若出现恶性贫血会使患者肌力下降。

（二）心理功能障碍

主要表现为焦虑、抑郁。慢性胃炎迁延不愈，尤其是出现恶性贫血会影响患者的心理功能，出现焦虑、抑郁。

（三）日常生活活动能力受限

一般患者日常生活活动不会受限，如果出现恶性贫血可影响患者的正常进食和行走等日常生活能力。

（四）社会参与能力受限

如果出现恶性贫血、肌力下降，最终会影响患者的生活质量、劳动、就业和社会交往等能力。

四、康复治疗

对无症状或症状轻微的慢性胃炎患者，有时可不用药物治疗，只给予物理因子治疗和饮食调节即可治愈。慢性胃炎中最需要药物治疗的是伴有恶性贫血的胃炎，需要补充维生素B_{12}。康复治疗目标为消除幽门螺杆菌，改善胃的分泌功能、胃动力、ADL能力、工作能力，提高生活质量。

（一）物理治疗

1. 物理因子治疗

有促进胃的血液循环及营养状况、调节胃黏膜的分泌功能、消炎解痉止痛的作用。

（1）超短波疗法：电极置于上腹部和背部相应脊髓节段（$T_{6~2}$），距离 3 ~ 4 cm，剂量温热量，15 ~ 20 分钟，每日 1 次，8 ~ 12 次为一疗程。适用于胃酸分泌少的患者。

（2）调制中频电疗法：两个电极胃区前后对置，强度以患者能耐受为度。每次 20 分钟，每日 1 次，15 次为一疗程。适用于有上腹痛的慢性胃炎患者。

（3）紫外线疗法：对胃区和 $T_{5~7}$ 节段进行紫外线照射，剂量从 2 ~ 3MED 开始，每次增加 1/2 ~ 1MED，隔日照射 1 次，7 ~ 8 次为一疗程。适于胃酸分泌功能低下的患者。

（4）直流电及直流电离子透入疗法：直流电离子透入疗法适用于胃酸高、胃分泌亢进、胃痛症状较重的患者；直流电疗法适用于胃酸缺少者。

普鲁卡因透入：先让患者口服 0.1% ~ 0.2% 普鲁卡因溶液 200 ~ 300 mL，阳极置于胃区，阴极置于背部的相应节段（$T_{6~9}$），电流强度 10 ~ 20 mA，时间 15 ~ 20 分钟，每日 1 次，12 ~ 18 次为一疗程。

阿托品透入：方法同普鲁卡因导入法，阿托品每次用量为 3 ~ 5 mg。

直流电疗法：电极大小、部位、电流强度、时间及疗程同上述电离子导入疗法，但胃区电极接阴极。

（5）间动电疗法：用 2 个电极，置于胃区及背部的相应节段，电流强度 15 ~ 20 mA，时间 15 ~ 20 分钟，每日 1 次，15 ~ 20 次为一疗程。胃液分泌多用密波，分泌少用疏波；上腹痛选疏密波，萎缩性胃炎加间升波。

（6）其他疗法：如红外线、石蜡疗法等，适用于胃酸增高型慢性胃炎。

2. 运动疗法

具有减轻慢性胃炎患者消化不良症状、维持和改善胃蠕动功能、改善机体整体耐力的作用。根据病情选择有氧耐力运动项目，如步行、跑步、游泳、太极拳等，以改善肌力、肌耐力和整体体能。每日 1 次，每次 20 ~ 30 分钟，每周 3 ~ 5 次，连续 4 周或长期运动。

（二）心理治疗

心理治疗具有改善或消除慢性胃炎患者忧郁、焦虑和抑郁心理的作用。一般采用心理支持、疏导的治疗方法，使慢性胃炎患者得到帮助，消除心理障碍。

五、功能结局

慢性胃炎患者可伴有不同程度的忧郁、焦虑和抑郁等心理障碍。慢性萎缩性胃炎患者出现营养不良、贫血时，还可发生 ADL 能力及其相关活动受限、社会交往受限和劳动能力下降，导致生活质量下降。康复治疗可能改善慢性胃炎患者的生理功能、心理功能、社会功能，提高患者的生活质量，应早期介入。

六、健康教育

（1）慢性胃炎患者应了解有关疾病的知识，注意饮食调节，避免长期饮浓茶、烈酒、咖啡，进食过热、过冷的粗糙食物，以免胃黏膜损伤。

（2）避免长期大量服用阿司匹林、吲哚美辛等非甾类抗炎镇痛药，以保护黏膜屏障，预防慢性胃炎的发生。

（3）患者可根据自身情况，进行自我锻炼，如跑步、游泳、气功、太极拳、医疗体操、球类等，还可选择休闲性作业活动，在娱乐活动中达到治疗疾病、促进康复的目的。

（高婧慧）

第二节　胃及十二指肠溃疡

胃溃疡（gastric ulcer，GU）及十二指肠溃疡（duodenal ulcer，DU）统称为消化性溃疡（pepticulcer，PU），主要是指发生在胃及十二指肠的慢性溃疡，也可以发生在与酸性胃液相接触的其他部位的溃疡，包括食管、胃肠吻合术后的吻合口及其附近肠袢、梅克尔（Meckel）憩室，溃疡的病损超过黏膜肌层，与糜烂不同。消化性溃疡的发生是由于胃黏膜损害因素（幽门螺杆菌、胃酸及非甾类抗炎药等）大于防御因素（胃黏膜屏障、黏液、黏膜血流、细胞更新及前列腺素等）所致。

一、临床表现

（一）症状与体征

以上腹痛为主要症状。①疼痛部位，十二指肠溃疡在上腹部偏右，胃溃疡在上腹部偏左。②疼痛性质及时间，可以为空腹痛、灼痛、胀痛、隐痛。十二指肠溃疡有空腹痛、半夜痛，进食后可以缓解。胃溃疡饭后半小时后痛，至下餐前缓解。③发病周期性，每年春秋季节变化时发病。④诱因有饮食不当或精神紧张等。⑤其他症状，可伴有反酸、胃灼热、嗳气等消化不良症状。

体征主要有：上腹部压痛，十二指肠溃疡压痛偏右上腹，胃溃疡偏左上腹。其他体征取决于溃疡并发症，幽门梗阻时可见胃型及胃蠕动波，溃疡穿孔时有局限性或弥漫性腹膜炎的体征。

（二）辅助检查

1. 胃镜与组织学检查

胃镜是消化性溃疡最直接的检查，可同时取活体组织行病理学和幽门螺杆菌检查。胃镜诊断应包括溃疡的部位、大小、数目以及溃疡的分期（活动期、愈合期、瘢痕期）。

2. X 线钡餐检查

显示 X 线检查的直接征象为具有诊断意义的龛影，间接征象为对诊断有参考价值的局部痉挛、激惹及十二指肠球部变形。

二、康复评定

（1）胃液分泌功能检查。

（2）疼痛、运动功能、日常生活活动能力评定、社会参与能力评定，内容同本章第一节。

三、功能障碍

（一）生理功能障碍

1. 疼痛

以上腹痛为主。

2. 运动功能障碍

一般不影响运动功能。

（二）心理功能障碍

主要表现为焦虑、抑郁、沮丧等心理功能障碍。

（三）日常生活活动能力受限

一般患者日常生活活动不会受限。如果出现出血、穿孔可严重影响患者的进食、穿衣、行走、个人卫生及购物等日常生活能力。

（四）社会参与能力受限

如果出现出血、穿孔会影响患者的生活质量、劳动、就业和社会交往等能力。

四、康复治疗

消化性溃疡康复治疗的目标为调节中枢及自主神经系统功能，改善胃及十二指肠血液循环，消除痉挛和水肿，调节胃及十二指肠分泌功能，缓解症状，促进溃疡愈合，改善 ADL 能力，提高生活质量。

（一）物理治疗

1. 物理因子治疗

具有消炎止痛、改善循环和防治消化不良的作用。但出现以下情况者为治疗禁忌证：①伴有出血者；②伴有穿孔者；③伴有幽门梗阻者。

（1）中频电疗法。①正弦调制中频电疗法，两个电极胃区前后对置，选用交调和变调波，调制频率 100 Hz，调制深度 75%，每个波群治疗 10 分钟，每日 1 次，12 次为一疗程。②干扰电疗法，4 个电极交叉置于腹部和背部 $T_{6\sim7}$ 区，频率 50 ~ 100 Hz 和 90 ~ 100 Hz，每日 1 次，12 次为一疗程。

（2）超声波疗法。治疗前先让患者饮用温开水 400 ~ 500 mL，患者取坐位或卧位，移动法，强度 1.0 ~ 2.0 W/cm^2，分别在胃区和脊柱（$T_{5\sim10}$）两侧皮肤各治疗 8 ~ 12 分钟，每日 1 次，15 ~ 20 次为一疗程。

（3）直流电离子导入疗法。①鼻黏膜反射疗法，将浸湿 2.5% 维生素 B_1 溶液的小棉条，轻轻塞入患者的鼻前庭，棉条末端置于口唇上方（皮肤上垫块小胶皮），用一铅板电极与阳极连接；另一极置于枕部接阴极。电流强调度 0.5 ~ 3 mA，每次 15 ~ 20 分钟，每日 1 次，1 ~ 20 次为一疗程。适用于溃疡病早期或有出血的患者。②颈交感神经节反射疗法，用电极浸湿 2% 普鲁卡因溶液，置于喉结节两侧颈交感神经节处，与阳极相接；另一极置于肩胛间，与阴极相接，电流强度 3 ~ 5 mA，时间 15 ~ 30 分钟，每日 1 次，15 ~ 18 次为一疗程。

（4）超短波疗法：用五官超短波治疗仪，电极置于喉结两侧颈交感神经节处，微热量，时间 8 ~ 12 分钟，每日 1 次，15 次为一疗程。

（5）其他疗法：温度生物反馈疗法、电睡眠疗法等也可消除大脑皮质的兴奋灶，反射性地调节胃肠活动功能。

2. 运动疗法

具有减轻胃及十二指肠溃疡患者消化不良症状、维持和改善胃蠕动功能、改善机体整体耐力的作用。根据病情选择有氧运动项目，如步行、跑步、游泳、太极拳等，以改善肌力、肌耐力和整体体能。每日 1 次，每次 20 ~ 30 分钟，每周 3 ~ 5 次，连续 4 周或长期运动。

（二）心理治疗

心理治疗具有改善或消除消化性溃疡患者忧郁、焦虑和抑郁心理的作用。一般采用心理支持、疏导的治疗方法。要鼓励患者正确认识疾病，树立战胜疾病的信心，积极配合治疗，使患者从心理支持系统中得到帮助，消除心理障碍。

五、功能结局

胃、十二指肠溃疡患者可发生出血、穿孔、幽门梗阻甚至癌变，严重胃、十二指肠溃疡患者可有不同程度的忧郁、沮丧、焦虑和抑郁等心理障碍。严重胃、十二指肠溃疡伴有出血、穿孔患者 ADL 能力及其相关活动可受限，社会交往受限，劳动能力和职业受限、生活质量下降。康复治疗可改善胃、十二指肠溃疡患者的生理功能、心理功能、社会功能，提高患者的生活质量，应早期介入。

六、健康教育

在治疗的同时让患者了解有关疾病的知识，积极对患者进行有关饮食起居、自我锻炼、休闲性作业和药物预防等健康教育。

（张　进）

第三节　肝硬化

肝硬化（hepatic cirrhosis，HC）是临床常见的慢性进行性肝病，由一种或多种病因长期或反复作用形成的弥漫性肝损害。HC 在我国大多数为肝炎后肝硬化，少部分为酒精性肝硬化和血吸虫性肝硬化。病理组织学上有广泛的肝细胞坏死、残存肝细胞结节性再生、结缔组织增生与纤维隔形成，导致肝小叶结构破坏和假小叶形成，肝脏逐渐变形、变硬而发展为肝硬化。早期由于肝脏代偿功能较强可无明显症状，后期则以肝功能损害和门静脉高压症为主要表现，并有多系统受累，晚期常出现上消化道出血、肝性脑病、继发感染、脾功能亢进、腹水、癌变等并发症。

一、临床表现

（一）症状与体征

肝硬化通常起病隐匿，病程发展缓慢，可潜伏 3 ~ 5 年甚至 10 年以上，少数因短期大片肝坏死，3 ~ 6 个月便发展成肝硬化。目前，临床上将肝硬化分为肝功能代偿期和失代偿期。

代偿期症状以乏力和食欲减退出现较早，可伴有腹胀不适、恶心、上腹部隐痛、轻微腹泻；肝硬化失代偿期的共同临床表现主要为肝功能减退和门静脉高压症。体征有肝轻度肿大，质地结实或偏硬，无或有轻度压痛，脾轻度或中度肿大。常见并发症包括感染、上消化道出血、肝性脑病、肝肾综合征等。

（二）辅助检查

1. B 超检查

肝被膜增厚，肝脏表面不光滑，肝实质回声增强，粗糙不匀称，门静脉直径增宽，脾肿大，腹水。

2. 食管胃底钡剂造影

食管胃底静脉出现虫蚀样或蚯蚓样静脉曲张变化。

3. CT 检查

肝脏各叶比例失常，密度降低，呈结节样改变，肝门增宽、脾肿大、腹水。

4. 胃镜检查

确定有无食管胃底静脉曲张，阳性率较钡餐 X 线检查为高，可了解静脉曲张的程度，并对其出血的风险性进行评估。食管胃底静脉曲张是诊断门静脉高压症的最可靠指标，在并发上消化道出血时，急诊胃镜检查可判明出血部位和病因，并进行止血治疗。

5. 肝穿刺活检

可确诊肝硬化。

6. 实验室检查

（1）血常规：初期多正常，以后可有轻重不等的贫血。

（2）尿常规：一般正常，有黄疸时可出现胆红素和尿胆原。

（3）便常规：如有消化道出血可出现黑便。

（4）肝功能：可见转氨酶升高，白蛋白下降，球蛋白升高。

（5）其他：乙、丙、丁病毒性肝炎血清标志物，有助于分析肝硬化病因；甲胎蛋白：升高往往提示原发性肝细胞癌；自身免疫抗体：自身免疫性肝炎引起的肝硬化可检出相应的自身抗体。

二、康复评定

（一）生理功能评定

1. 肝功能检测

肝功能失代偿期转氨酶常有轻中度增高，一般以 ALT（GPT）增高较显著，肝细胞严重坏死时则 AST（GOT）活力常高于 ALT，胆固醇也低于正常。血清总蛋白正常、降低或增高，但白蛋白降低、球蛋白增高。

2. 腹部超声检查

可显示肝脾脏大小、外形改变。有门/脾静脉增宽、腹腔积液等，提示肝功能失代偿。

（二）其他评定

疼痛、运动功能、日常生活活动能力评定、社会参与能力评定，内容同本章第一节。

三、功能障碍

（一）生理功能障碍

1. 疼痛

上腹部隐痛。

2. 运动功能障碍

肝硬化早期一般无运动功能障碍，到了晚期由于代谢变化、呼吸和循环异常，可出现肌肉萎缩、肌力下降。

（二）心理功能障碍

肝硬化患者从疑诊开始，到确诊后、治疗前后都可能发生剧烈的心理变化，出现震惊、恐惧、否认、淡漠、抑郁、焦虑及悲伤情绪。病情恶化、治疗后出现严重不良反应或出现消化道出血、脾肿大、腹壁静脉曲张、腹腔积液等严重并发症时，患者的心理状况可能随之出现明显的波动和恶化，甚至绝望。

（三）日常生活活动能力受限

一般患者其日常生活活动不会受限，如果出现黄疸、出血、脾肿大、侧支循环建立和开放、腹腔积液等可严重影响患者的进食、穿衣、行走、个人卫生及购物等日常生活能力。

（四）社会参与能力受限

肝硬化早期一般不会影响患者的生活质量、劳动、就业和社会交往等能力，但是随着肝硬化病情加重，最终会影响患者的生活质量、劳动、就业和社会交往等能力，严重者不能回归家庭及社会而需住院治疗。

四、康复治疗

肝硬化的康复治疗目标是改善肝循环，增加运动能力，改善 ADL 能力，提高生活质量，最大限度地促进患者回归社会。肝硬化代偿期的患者可进行运动治疗，但肝硬化失代偿期患者应禁止运动，须绝对卧床休息。

（一）物理治疗

物理治疗有改善肝脏的血液循环、促进胆汁分泌、消炎止痛的作用。

1. 超短波疗法

有助于改善肝脏的血流，促进胆汁分泌。每次 15 分钟，每天 1 次，15 次为一疗程。

2. 运动疗法

具有改善肝硬化代偿期患者机体整体耐力的作用。根据病情选择有氧运动项目以改善肌力和整体体能，如散步、太极拳、保健操等。具体运动量要根据患者的病情而定，肝硬化失代偿期患者应禁止运动，须绝对卧床休息。

（二）作业治疗

肝功能代偿期的患者可根据个人兴趣，给予休闲性作业治疗，如玩扑克、下棋等娱乐活动。作业治疗师对患者的娱乐功能进行评定，并指导患者，使其在娱乐活动中达到治疗疾病、促进康复的目的。肝硬化失代偿期患者应禁止竞争性娱乐活动。

（三）康复辅具使用

康复工程在肝硬化中的应用主要涉及辅助器具，对行走困难的患者使用轮椅改善其步行功能和社会交往能力。

（四）心理治疗

心理治疗具有改善或消除肝硬化患者震惊、恐惧、否认、淡漠、抑郁、焦虑、悲伤情绪及绝望的作用。一般采用心理支持、疏导的治疗方法，鼓励患者正确认识疾病，树立战胜疾病的信心，积极配合治疗，使患者从支持系统中得到帮助，消除心理障碍。

五、功能结局

肝硬化患者可发生消化道出血、肝肾综合征和肝性脑病等并发症。患者可有不同程度的忧郁、沮丧、焦虑和抑郁，甚至绝望等心理障碍。严重肝硬化患者 ADL 能力及其相关活动明显受限，社会交往受限，劳动能力下降或丧失，职业受限，生活质量下降，甚至不能回归家庭及社会。康复治疗可改善肝硬化患者的生理功能、心理功能、社会功能，缓解病情以及提高患者的生活质量，应早期介入。

六、健康教育

（1）在治疗的同时让患者了解有关疾病的知识，积极配合治疗尤为重要。营造舒适和谐的生活环境，以帮助患者消除焦虑和抑郁情绪，使其重新树立信心，促进肝功能恢复。

（2）饮食应以高蛋白、高热量、维生素丰富而易消化的食物为宜。有食管—胃底静脉曲张者，避免进食坚硬、粗糙的食物；有腹腔积液者，应进食少钠盐或无钠盐食物；有肝性脑病先兆时应严格限制蛋白质食物。

（3）肝功能代偿期的患者可根据自身情况，进行自我锻炼，如步行、气功、太极拳、医疗体操等。肝硬化失代偿期患者应禁止运动，须绝对卧床休息。

（4）肝硬化的早期防治至关重要。早期防治措施包括易感人群筛查与干预（注射乙肝疫苗），在我国以病毒性肝炎所致的肝硬化最为常见，早期诊治病毒性肝炎意义重大。

（张　文）

第四节　肠粘连

肠粘连是指由于各种原因引起的肠管与肠管之间、肠管与腹膜之间、肠管与腹腔内脏器之间的不正常黏附。肠粘连的患病率尚无确切统计数据，但腹部手术后引发肠粘连占总粘连患者人数的90％以上。临床上对肠粘连无特效治疗方法，物理因子等康复治疗方法可取得一定疗效。

一、临床表现

（一）症状与体征

临床上肠粘连多发生于手术之后，尤其是阑尾炎或盆腔手术后并发肠粘连的机会最多。症状可因粘连程度和部位而有所不同。轻者可无任何症状，或偶尔在进食后出现轻度腹痛、腹胀；重者可经常伴有腹痛、腹胀、排气不畅、嗳气、打嗝、大便干燥、排便困难等。

（二）辅助检查

1. X 线检查

一般情况下检查无明显异常，病情严重时 X 线检查显示肠道积气和积液。

2. 实验室检查

血、尿、便常规等生化指标无明显异常。

二、康复评定

疼痛、运动功能、日常生活活动能力评定、社会参与能力评定，内容同本章第一节。

三、功能障碍

（一）生理功能障碍

1. 疼痛

以腹痛为主。

2. 运动功能障碍

肠粘连患者一般不影响运动功能。

（二）心理功能障碍

主要表现为焦虑、抑郁，可影响患者的生活质量。

（三）日常生活活动能力受限

肠粘连患者一般不影响日常生活活动，但发生肠梗阻时日常生活活动就会受到影响。

（四）社会参与能力受限

影响患者的生活质量，但劳动和就业能力、社会交往能力不受限。

四、康复治疗

腹腔脏器手术后或腹腔感染治愈后应尽早开始康复治疗，以防止或减轻肠粘连的形成。康复治疗目标为减轻肠粘连症状，改善消化功能，提高生活质量。

（一）物理治疗

有改善局部血液循环，促使炎症、渗出物吸收，使粘连的纤维组织软化，增加肠蠕动，调整内脏功能，缓解腹胀、疼痛等症状的作用。但出现肠梗阻时应停止物理治疗。

1. 物理因子治疗

（1）超短波疗法：电极置于腹痛部和背部相应脊髓节段，微热量，15～20 分钟，每日 1 次，15～20 次为一疗程。常与音频电疗法配合应用效果较好。

（2）中频电疗法：电极并置于粘连处，电极面积视粘连部位大小而定，电流强度为耐受量，每次 20～30 分钟，每日 1 次，15～20 次为一疗程。

（3）碘离子透入疗法：电极置于粘连处，衬垫上加 5%～10% 的碘化钾溶液，一极接阴极，另一极置于其相对的部位，接阳极。电流强度 10～20 mA，每次 20 分钟，每日 1 次，15～20 次为一疗程。

（4）磁疗：常用磁场强度为 0.2～0.3 T，每次 20～30 分钟，每日 1 次，15～20 次为一疗程。

（5）超声波疗法：采用接触移动法，电流强度 0.5～1.2 W/cm^2，每次 8～12 分钟，每日 1 次，15～20 次为一疗程。

（6）石蜡疗法：患部蜡饼法或蜡垫法，每次 30～60 分钟，每日 1 次，15～20 次为一疗程。

2. 运动治疗

腹部手术后尽早下床，配合腹部按摩、呼吸运动训练、腹肌锻炼、下肢活动可预防粘连的形成，并改善消化功能。

（二）心理治疗

心理治疗具有改善或消除肠粘连患者忧郁、焦虑心理的作用。一般采用心理支持、疏导的治疗方法以消除心理障碍。

（三）其他治疗

伴有肠梗阻对保守治疗无效者，应考虑手术治疗。

五、功能结局

部分肠粘连患者治疗不彻底可发展为肠梗阻。患者可有不同程度的忧郁、焦虑和抑郁等心理障碍。患者 ADL 能力及其相关活动不受限，劳动能力和职业不受限，但是可使患者生活质量下降。康复治疗可改善肠粘连患者的生理功能、心理功能、社会功能，提高患者的生活质量，应早期介入。

六、健康教育

（1）在治疗的同时让患者了解有关疾病的知识，避免进食坚硬、粗糙的食物，伴有肠梗阻时应禁食。

（2）患者可根据自身情况，进行自我锻炼，如腹部按摩、呼吸操、步行、气功、太极拳、医疗体操等，伴有肠梗阻者应禁止运动，须绝对卧床休息。接受腹腔手术的患者应尽早下床活动，可预防肠粘连的发生。

（周大勇）

第六章

泌尿系统疾病康复

在泌尿系统疾病中，尿路感染是一种常见病、多发病，临床中较多见的是慢性肾盂肾炎和膀胱炎。尿失禁或尿潴留既是常见的临床症状，又是泌尿系统常见的疾病之一。男女生殖系统感染有盆腔炎、宫颈炎及前列腺炎等，其中尤以女性生殖系统感染多见。肾移植术后，除常见排斥反应之外，易发生各种原因引起的感染。本章主要讨论尿路感染、生殖系统感染、肾移植术后、尿失禁与尿潴留的康复治疗。

第一节　尿路感染

尿路感染（urinary tract infection，UTI）是指病原微生物侵入泌尿系统引起的炎症反应，一般指普通病原体引起的非特异性感染。根据感染部位可分为上尿路感染（累及肾、肾盂及输尿管）和下尿路感染（累及膀胱及尿道）。最常见的致病菌是革兰阴性菌，其中以大肠埃希菌为主，占60%～80%，其他还有副大肠杆菌、变形杆菌等。革兰阴性菌主要通过上行性感染途径引起尿路感染；而革兰阳性菌，如金黄色葡萄球菌、白色念珠菌、新型隐球菌及假单胞菌等，主要通过血行性感染途径引起尿路感染。

正常情况下，机体对感染具有防御功能，但在各种易感因素的影响下，尿路抵抗力下降，容易发生UTI，常见的易感因素如下。①尿路梗阻：各种原因导致的尿液潴留，如肾及输尿管结石、尿道狭窄、前列腺增生等，使细菌容易繁殖而发生感染。②泌尿系统畸形和功能异常：如肾发育不良、多囊肾、蹄铁肾、肾盂及输尿管畸形等，易使局部组织对细菌抵抗力减弱；膀胱输尿管反流、神经源性膀胱等也会增加患病的风险。③医源性因素：导尿、留置膀胱造口管、腔镜检查等操作，如处理不当，可将致病菌带入，还易导致尿路黏膜损伤引起尿路感染。④女性：女性尿道解剖生理特点为短、直、宽，尿道括约肌弱，细菌易沿尿道口向上，侵入膀胱。此外，妊娠期、产后及性生活时的性激素变化，可引起阴道、尿道黏膜生理改变，使得细菌易于侵入。⑤机体免疫功能下降：全身性疾病如糖尿病、慢性肝病、艾滋病，长期使用免疫抑制剂（如肿瘤化疗、肾移植后等）易发生尿路感染。值得注意的是尿路感染影响个体范围广泛，常与其他专科疾病相伴随，既可为无症状性菌尿，也可对机体产生严重影响，甚至危及生命。

一、临床表现

（一）症状及体征

1. 急性肾盂肾炎

为肾盂和肾实质的急性感染性疾病。起病急骤，可有寒战、高热，体温常升至 39 ℃以上，伴头痛、呕吐等全身症状，单侧或双侧腰部胀痛，肋脊角有明显压痛及叩击痛。多由下尿路感染上行所致，患者先出现尿频、尿急、尿痛等症状，再有全身症状。病理改变主要在肾小管和肾间质，肾脏因炎症水肿而增大，严重时发生肾盂黏膜脓肿。肾实质感染多集中于一个或多个楔形区，可出现大小不等、分布不规则的小脓灶，肾小球一般较少受累。

2. 肾积脓

是肾脏严重感染所致的广泛化脓性肾实质破坏，形成一个积聚脓液的"肾囊"。急性发作时以全身症状为主，如畏寒、高热、腰部疼痛、肋脊角叩痛等；慢性患者常有泌尿系畸形、感染或结石病史，多继发于肾或输尿管结石等梗阻性疾病所致的肾积水，表现为反复感染、腰痛，伴消瘦及贫血，病理特点是肾组织严重破坏，肾全部或一部分成为脓性囊。

3. 肾皮质脓肿

病原菌经血行进入肾脏皮质引起感染，原发灶可为皮肤疖肿、肺部感染、扁桃体炎等。糖尿病患者为高危人群。起病时原发灶症状明显，可继发高热、寒战、腰痛、肾区压痛、肌紧张和肋脊角叩击痛。

4. 肾周围炎

是发生于肾周围组织的化脓性炎症，若形成脓肿则称为肾周围脓肿。常急性起病，主要表现为腰痛，肾区压痛、叩击痛及肌紧张，腰部或腹部可扪及肿块，脓肿形成后可见全身症状，如畏寒、持续性高热等。

5. 输尿管炎

是指输尿管壁的感染性炎症，常继发于肾盂肾炎、膀胱炎，也可因邻近器官感染的蔓延经血行或淋巴传播引起；部分患者因腔镜检查、尿道结石摩擦或药物引起。临床表现为尿急、尿频，伴有腰痛、乏力、尿液浑浊等；严重时可发生血尿、肾绞痛，最终可发生肾积水。急性发作可伴有发热等全身症状。

6. 膀胱炎

是非特异性细菌感染引起的膀胱壁急性炎症性疾病，女性多见，绝大多数为上行性感染所致。临床表现为起病突然，有明显尿频、尿急、尿痛，尿道烧灼感，严重时可有急迫性失禁，常见终末血尿，有时全程血尿。全身症状一般不明显。

7. 尿道炎

是指尿道黏膜的炎症性疾病，女性多见。以上行性感染途径为主，常继发于尿道黏膜损伤、尿道内异物、尿道梗阻及邻近器官炎症。男女均可有尿痛或烧灼感，后尿道发生炎症时，可出现尿频、尿急及会阴部钝痛。急性发病时，可见尿道外口红肿，少数男性患者可发生尿道口糜烂，表面有脓性或浆液性分泌物，浅表常有溃疡。慢性尿道炎主要发生在后尿道、膀胱颈及膀胱三角区，严重时蔓延至整个尿道，尿道分泌物为浆液性或稀薄黏液，尿路刺激症状轻或无症状。

（二）辅助检查

1. 急性肾盂肾炎

白细胞数升高，中性粒细胞核左移，红细胞沉降率可增快。尿沉渣内白细胞多数显著增加，可见白细胞管型，尿液细菌培养阳性，菌落计数$\geqslant 10^5/mL$。

2. 肾积脓

血常规检查可见白细胞总数增高。尿液常规检查有大量脓细胞，尿液培养阳性。B超检查显示为肾盂积脓。膀胱镜检查可见患侧输尿管口喷脓尿。尿液细菌培养多为革兰阴性菌。

3. 肾皮质脓肿

尿沉渣涂片染色可找到细菌，尿培养有球菌生长，血液细菌培养呈阳性。排泄性尿路造影可见肾盂肾盏受压变形。B超及CT检查可发现肾脓肿。尿液细菌培养多为金黄色葡萄球菌。

4. 肾周围炎

血白细胞及中性粒细胞上升。B超和CT检查可显示肾周围脓肿。尿液细菌培养多为金黄色葡萄球菌和大肠埃希菌。

5. 输尿管炎

尿常规异常，尿液细菌培养阳性。静脉尿路造影可见输尿管扩张或狭窄、扭曲变形，囊性输尿管炎有充盈缺损，膀胱镜检查有异常表现。尿液细菌培养多为大肠埃希、变形杆菌、铜绿假单胞菌和葡萄球菌。

6. 膀胱炎

可有肉眼血尿。尿液检查：尿常规白细胞$\geqslant 10$个/HP，可有红细胞，但无管型。尿沉渣涂片革兰染色，白细胞$\geqslant 15 \sim 20$个/HP。尿液细菌培养多为大肠埃希菌、变形杆菌等。膀胱镜可见黏膜弥漫性充血水肿、出血，严重时可见溃疡形成，黏膜表面有脓液或坏死组织附着。

7. 尿道炎

尿道分泌物涂片检查阳性。尿液检查：镜下可见大量白细胞。尿液细菌培养多为大肠埃希菌、链球菌及葡萄球菌。镜下急性期可见黏膜轻度水肿，炎性细胞浸润，尿道旁腺充血或积脓；慢性期尿道黏膜呈黯红色颗粒状，粗糙不平，尿道狭窄。

二、康复评定

（一）生理功能评定

1. 疼痛评定

可采用视觉模拟评分法（VAS法）。

2. 肾功能评定

包括肾小球滤过功能和肾小管浓缩功能测定。肾小球滤过功能测定有内生肌酐清除率、血尿素氮、血肌酐测定。肾小管浓缩功能测定包括尿比重、尿渗透压及尿酚红排泄试验测定。

3. 排尿功能评定

尿流动力学测定。

（二）日常生活活动能力评定

ADL 评定采用改良巴氏指数评定表。

（三）社会参与能力评定

主要进行生活质量评定。

三、功能障碍

尿路感染可发生在泌尿道的各个部位，临床表现多样，但导致的功能障碍大致相同，归纳如下。

（一）生理功能障碍

1. 疼痛

可引起尿频、尿急、尿痛及腰痛等。

2. 肾功能障碍

感染常反复发作，持续进展可使肾功能受损。

3. 排尿功能障碍

可引起尿失禁或尿潴留。

（二）心理功能障碍

因感染反复发作，患者心理产生压力，同时对生活、工作产生不同的影响，患者的心理负担加重，常伴有焦虑、烦躁、悲观失望的情绪变化。

（三）日常生活活动能力受限

感染急性期，患者的日常活动减少。

（四）社会参与能力受限

对患者劳动、就业的影响较小，因症状反复发作，患者的社交活动轻度受限。

四、康复治疗

康复治疗以抗感染为主，纠正易感因素为辅，同时应用各种措施加强全身营养，提高机体免疫功能。康复目标为抗感染、减轻临床症状、防止肾功能损害及感染扩散、改善 ADL、提高生活质量。康复治疗的方法包括物理治疗、心理治疗等，适用于急性、慢性泌尿系统感染引起的疼痛和功能障碍。

（一）物理治疗

1. 物理因子治疗

可使肾脏血管扩张、血流加速，改善肾脏的血液循环；解除血管痉挛、消炎止痛；加强利尿，促进代谢产物的排泄，促进坏死细胞的再生和肾功能的好转。

（1）超短波疗法：电极对置于肾区或膀胱区前后，无热量或微热量，1~20 分钟，每日 1 次，10~20 次为一疗程。

（2）中频电疗法：电极并置或对置于肾区或膀胱区，电流强度以患者耐受为准，20 分钟，每日 1 次，10~20 次为一疗程。

（3）超声波疗法：将声头与肾区或膀胱区体表直接接触，移动法，电流强度 1.0~

1. 2W/cm²，治疗时间为 5 ～ 10 分钟，每日 1 次，10 次为一疗程。

（4）红外线疗法：病变区照射，温热量，15 ～ 20 分钟，每日 1 次，10 次为一疗程。

（5）蜡疗法：蜡饼敷于双肾区或膀胱区，30 分钟，每日 1 次，10 次为一疗程。

（6）磁疗法：磁头置于双肾区或膀胱区，磁场强度 0.2 ～ 0.3 T，20 分钟，每日 1 次，10 次为一疗程。

2. 其他

如针灸治疗、推拿等，可根据病情选择。

（二）心理治疗

常采用的方法有支持性心理治疗、认知疗法等。对于尿路感染患者，治疗者可通过与患者沟通，对患者指导、安慰及疏导来减轻患者焦虑、抑郁、沮丧的情绪，并可以帮助患者缓解心理压力，解决患者所面临的心理困难与心理障碍，正确地认识疾病，树立战胜疾病的信心，配合治疗。

（三）其他治疗

1. 全身支持治疗

卧床休息，多饮水，保持每日尿量在 2 000 mL 以上，注意饮食，多食用易消化、富含热量和维生素的食物。

2. 药物治疗

目前临床所用药物主要为 β-内酰胺类抗生素、喹诺酮类药物、磺胺类药物、氨基苷类抗生素及去甲万古霉素等。

3. 手术治疗

如切开引流、患肾切除等。

五、功能结局

（一）生理功能

由于人体解剖学上的特点，泌尿道与生殖道关系密切，且尿道口与外界相通，尿路易与生殖道同时感染或感染相互传播。上尿路感染易并发下尿路感染，而下尿路感染可单独存在。上尿路感染症状重、预后差、易复发，可损害肾功能；下尿路感染症状轻、预后佳、少复发，一般不损害肾功能。对于有尿路梗阻的患者，及早解除梗阻，否则不易治愈，且易复发，损害肾功能。

（二）心理功能

对于尿路感染患者，当症状明显时，其焦虑、抑郁、沮丧的心理障碍严重，反之，患者则无明显的心理障碍表现。

（三）社会参与能力

上尿路感染的患者因其症状重、易复发，长期的疾患不但使得患者的体质变差，还可能发生明显的心理障碍，使得患者不愿参与社交活动、劳动能力下降或丧失、职业受限，从而降低生活质量。

康复治疗对尿路感染患者的生理功能、心理功能、日常生活活动能力及社会能力有改善，并能缓解病情，减轻症状，提高生活质量，故应早期介入。

六、健康教育

尿路感染经正确处理后大多数均可治愈，但容易复发。因此，在治疗中，既要积极治疗其临床症状，纠正其易感因素，还要使患者了解疾病的易发因素，采取积极预防措施，防止复发。

（一）避免易感因素

（1）多饮水、勤排尿（2~3 小时排尿 1 次），注意阴部的清洁，女性患者在月经、妊娠和产褥期，特别要注意预防感染。

（2）尽量避免使用尿路器械，如必需留置导尿管，须严格执行无菌操作。

（3）作为易感人群，要全面了解自身疾病的特点，找出易感因素，学习与疾病相关的知识，增强自我保护的意识，积极做好预防。

（二）掌握基本防治方法

因尿路感染易复发，应教育患者认识疾病常见症状，并能按疾病的康复治疗原则作出相应处理，做到早发现、早防治、及时治疗，降低疾病复发率，减少对机体功能的损害。

（三）保持健康的生活方式

1. 合理饮食

补充多种维生素，经常食用有利尿作用的蔬菜和水果，如冬瓜、西瓜等，这对清除尿路感染有好处。

2. 生活规律

避免过度性生活，要坚持不懈开展体育运动，如跑步、体操、气功等，增加泌尿系统血液循环，提高机体免疫功能。

（四）社会干预

因尿路感染发病率较高，年龄涉及广泛，应在全社会开展宣传教育，使更多的人了解尿路感染的病因、易感因素及防治办法，减少其发病率。

（张　健）

第二节　生殖系统感染

生殖系统包括内生殖器和外生殖器。生殖系统各部都可受到病原体感染而产生炎症，形成泌尿外科、妇产科的常见疾病和特殊急症。生殖系统感染既可局限于一个部位，也可同时累及几个部位，有时甚至向全身扩散，也可能是全身或重症感染的一部分。

一、临床表现

（一）症状及体征

1. 男性生殖系统感染

是指男性生殖系统（尿道、前列腺、附睾、输精管、精囊、睾丸等）受到细菌、病毒或寄生虫感染而引起的疾病，包括前列腺炎、附睾炎、睾丸炎、精囊炎及阴茎软组织感染。

（1）前列腺炎：急性前列腺炎一般起病较急，表现为寒战、高热，并伴尿频、尿急、尿痛及会阴部疼痛，有时可因前列腺充血、肿大，出现排尿困难甚至急性尿潴留。慢性前列腺炎多有不同程度的尿频、尿急、尿痛，排尿时尿道不适或烧灼感；会阴部、阴囊和睾丸、下腹部或腰骶部可有持续性钝痛、胀痛或坠痛，部分患者可并发性功能障碍或精神紧张。

（2）附睾炎：发病突然，多继发于下尿路感染，可见患侧附睾肿大，触痛明显，阴囊疼痛，可放射至同侧腹股沟和腰部。患侧腹股沟压痛，阴囊皮肤红肿，附睾体积增大、质硬，严重时睾丸与附睾界限不清，常形成一硬块。病变先侵犯附睾尾部，向头部发展，开始为蜂窝织炎，后可进展为小脓肿。

（3）睾丸炎：多为单侧，突发阴囊和睾丸红肿热痛并向腹股沟区放射，常伴发热。阴囊红肿，睾丸肿大，有明显压痛，可伴有鞘膜积液。

（4）精囊炎：由尿道炎或前列腺炎直接蔓延所致。血精为急性精囊炎的特征性症状，局部可表现为下腹疼痛，放射至腹股沟、会阴部，合并后尿道炎时可出现尿频、尿急、尿痛、排尿困难、血尿等。常有发热、寒战等全身症状。

（5）阴茎软组织感染：以阴茎蜂窝织炎和阴茎海绵体炎最为常见。阴茎蜂窝织炎表现为阴茎感染部位皮肤弥漫性红、肿、热、痛，包皮水肿，合并淋巴管炎和腹股沟淋巴结肿大，有时形成皮下脓肿，肿胀的阴茎可压迫尿道使排尿不畅。重者可伴有头痛、发热、寒战等全身症状。阴茎海绵体炎临床表现有阴茎红肿，疼痛明显，排尿时加重，重者伴有高热、寒战等全身症状。

2. 女性生殖系统感染

是妇科常见病。感染可发生于下生殖道，如外阴炎、阴道炎及宫颈炎；也可侵袭上生殖道即内生殖器，感染发生于子宫及其周围结缔组织、输卵管、卵巢及盆腔腹膜，如盆腔炎。

（1）外阴炎：因外阴皮肤不洁、阴道分泌物过多、长期尿液等理化刺激，特别是糖尿病患者的尿糖刺激，或因雌激素水平低下、外阴皮肤抵抗力弱，引起外阴非特异性感染。常见的感染细菌有大肠杆菌、金黄色葡萄球菌和溶血性链球菌。患者可感到外阴不适，皮肤瘙痒及疼痛，或有灼痛，可出现外阴皮肤及黏膜不同程度的肿胀充血，严重时还会形成糜烂、溃疡，外阴局部可见抓痕、溃烂及浸渍面，分泌物增多。

（2）阴道炎：由多种细菌感染引起，主要表现为阴道排液增加，呈水样或脓性并伴有臭味，白带多，常呈灰白色，较稀薄，黏度低，有时可以见到泡沫。多数患者会有阴道壁黏膜充血发红，黏膜皱襞变厚，有外阴瘙痒和烧灼感。

（3）宫颈炎：急性宫颈炎主要症状为阴道分泌物增多，呈黏液脓性，阴道分泌物的刺激可引起外阴瘙痒，伴有腰酸及下腹部坠痛。此外，常有下尿路感染症状，如尿急、尿频、尿痛。慢性宫颈炎多见于分娩、流产或手术损伤宫颈后，病原体侵入而引起感染，临床主要症状是阴道分泌物增多，白带中夹有血丝，或性交出血，伴外阴瘙痒，腰骶部疼痛，经期加重。

（4）盆腔炎：是女性盆腔生殖器官及其周围的结缔组织、盆腔腹膜发生的炎症病变，包括输卵管炎、输卵管卵巢炎、子宫内膜炎、子宫肌炎、盆腔腹膜炎、盆腔结缔组织炎等，可一处或几处同时发病。大多发生于性活跃期妇女，初潮前、绝经后及未婚者少见。盆腔炎若未得到及时处理可导致不孕、异位妊娠等后果。急性盆腔炎临床表现为急性下腹疼痛，阴道有大量脓性分泌物，严重时可伴高热、头痛、寒战、食欲不振等全身症状。有些患者可出现子宫出血，有些患者则表现为恶心、呕吐等消化道症状。

（二）辅助检查

1. 男性生殖系统感染

（1）前列腺炎：急性前列腺炎血常规检查有中性粒细胞计数升高；前列腺液、精液、尿液的镜检和培养可发现致病菌；B 超可见前列腺肿胀，光点增粗。慢性前列腺炎前列腺液镜检白细胞 >10/HP，卵磷脂小体减少；尿动力学检测，最大尿道压力明显增高，膀胱颈压力增高。尿液细菌培养多为革兰阴性杆菌，也有葡萄球菌和链球菌。

（2）附睾炎：可见血白细胞及中性粒细胞占比升高；尿液镜检有白细胞、红细胞；多普勒超声可显示急性炎症的血流增加。

（3）睾丸炎：血常规有白细胞升高；尿培养可见致病菌；B 超检查可见睾丸增大，血流丰富。

（4）精囊炎：血白细胞总数及中性粒细胞占比升高；尿中红、白细胞增多；精液检查镜下有多数红细胞，有时可见白细胞及死精子；精液细菌培养出致病菌；B 超、CT 可显示精囊及其周围组织的形态学结构变化。

2. 女性生殖系统感染

（1）外阴炎：阴道分泌物生理盐水悬液检查可检出滴虫、真菌；宫颈分泌物检查可检出衣原体、支原体、淋球菌；阴道分泌物细菌培养可检出病原菌；阴部溃疡必要时需做活体组织病理学检查。

（2）阴道炎：实验室检查可见阴道分泌物 pH 大于 4.5，阴道分泌物培养可明确病原菌。

（3）宫颈炎：急性宫颈炎可见宫颈黏液革兰染色涂片中每油镜视野下有 10 个以上的中性多核白细胞。

（4）盆腔炎：血常规白细胞升高，红细胞沉降率加快；B 超检查可有盆腔积液、输卵管肿大；阴道后穹隆穿刺可抽出脓液。需注意排除异位妊娠。

二、康复评定

（一）生理功能评定

1. 疼痛评定

可采用视觉模拟评分法（VAS 法）。

2. 排尿功能评定

进行尿流动力学测定。

（二）日常生活活动能力评定

参照本书第一章康复评定基础相关内容。

（三）社会参与能力评定

主要进行生活质量评定、参与社会交往和社区活动能力的评定。

三、功能障碍

（一）生理功能障碍

1. 疼痛

炎症反应常造成患者下腹部、腰部及病变部位的疼痛不适。

2. 性功能障碍

部分男性患者出现射精痛、血精、早泄、遗精、性欲减退或勃起障碍。

3. 排尿功能障碍

患者常因炎症反应造成排尿困难。

4. 生殖功能障碍

感染常造成男性或女性患者不能生育。

（二）心理功能障碍

生殖系统感染的患者因病变部位特殊，表现为情绪紧张、精神压力大，常感觉全身乏力，失眠、多梦，疑病，大多数患者对自身疾病认识不够，常感到羞怯、焦虑、抑郁、烦躁不安、易激惹等。疾病所造成的有关性功能问题，使患者产生自卑、沮丧，并对生活失去信心等心理改变。

（三）日常生活活动能力受限

不适的躯体反应及复杂的心理变化，常影响生殖系统感染患者参加许多日常活动，使其日常生活活动能力受限。

（四）社会参与能力受限

生殖系统感染患者常因其病症不愿参加各种社交活动，减少同其他人的交往。但此病对患者劳动、就业的影响不大。

四、康复治疗及护理

生殖系统感染治疗目标在于迅速控制炎症，以防转为慢性或反复发作。康复治疗以消炎止痛、改善功能为原则。以抑制感染，缓解疼痛等临床症状，减少对患者日常生活和工作的影响，减轻性功能损害，提高生活质量为目标。

（一）物理治疗

1. 物理因子治疗

可以改善患病脏器的血液循环，促进排出聚积的炎性渗出物，控制感染，缓解疼痛。

（1）超短波疗法：电极对置于患病脏器前后，无热量或微热量，20 分钟，每日 1 次，10 次为一疗程。

（2）中频电疗法：同本章第一节相关内容。

（3）离子导入疗法：常用药物（致病菌敏感的相关抗菌药物），两个电极分别放在腰骶部和下腹，极性连接视药物而定，耐受量，每次 20 分钟，每日 1 次，10 次为一疗程。

（4）超声波疗法：同本章第一节相关内容。

（5）紫外线疗法：照射于患处，照射剂量按病情而定，一般从 2MED 开始，每次增加

1/2～1MED，每日或隔日 1 次，10 次为一疗程。

（6）激光疗法：①氦—氖激光照射法，散焦照射于患处，每日 1 次，10 次为一疗程；②二氧化碳激光照射法：凝固、炭化、气化治疗宫颈糜烂，治疗次数视病情而定。

2. 其他

如磁疗、电兴奋疗法、热水坐浴疗法等，可根据病情酌情选择。

（二）心理治疗

常采用的方法有支持性心理治疗、认知疗法等。对于生殖系统感染的患者，治疗者对患者要坦诚相待，要以深入浅出、通俗易懂的方法去给患者讲解生殖系统感染的基本知识，使患者能清楚了解自身的病症，从而达到领悟和缓解病情的目标，减轻患者的不良心理反应，消除心理症状，提高治疗效果。

（三）其他治疗

1. 一般治疗

卧床休息，合理饮食，避免性生活等。

2. 药物治疗

根据致病菌选择有效抗菌药物。

3. 手术治疗

当脓肿形成时，可切开引流，也可根据病情采取适当手术治疗。

（四）康复护理

（1）杜绝各种感染途径，保持会阴部清洁、干燥，不可用热水、肥皂等洗外阴，选用 pH 为 4 左右的弱酸配方的女性护理液更适合。要勤换内裤，不穿紧身、化纤质地内裤。

（2）女性患者注意观察白带的量、质、色、味。有白带量多、色黄质稠、臭秽味者，说明病情较重；如白带由黄转白（或浅黄）、量由多变少、味趋于正常（微酸味），说明病情有所好转。发热患者在退热时一般汗出较多，要注意保暖，保持身体的干燥，汗出后给予更换衣裤，避免吹空调或直吹对流风。

（3）督促患者遵医嘱积极配合治疗。宜卧床休息或取半卧位，以避免炎症扩散。慢性盆腔炎患者应劳逸结合，节制房事，避免症状加重。

（4）长期使用抗菌药物的慢性盆腔炎患者可因阴道内菌群紊乱，致阴道分泌物增多，白带呈白色豆渣样，此时应及时就诊，排除真菌性阴道炎。

五、功能结局

生殖系统感染由于男女结构的特殊性而有不同的表现，若及早治疗，大都可治愈，若延误会使病情加重，导致疾病反复发作。男性患者除了有泌尿系统症状外，还常存在性功能障碍，甚至导致不育。女性患者泌尿系统症状较重，也存在性功能问题，是不孕的一个因素。

生殖系统感染常涉及性功能、性心理问题，由于封建意识的影响加上宣传不够，患者常会产生特殊心理反应，如羞怯、情绪紧张、焦虑、烦躁不安、自卑、易激惹等。并且因此到处乱求医，乱投药，不及时看病检查，延误病情。

生殖系统感染严重者可限制社会活动，因患者复杂的心理反应，使其减少社交活动，不愿与人来往，长此以往必将对工作、生活造成严重影响，并降低生活质量。

早期实施康复治疗，能控制炎症、减轻症状，减少对相关器官的损害，对个人健康、家庭幸福和社会关系带来益处。

六、健康教育

生殖系统感染如及时治疗，大多可以治愈，因此，教育患者排除心理障碍、及早就诊是关键。

（一）积极预防，避免易患因素

让患者了解相关知识，增强自我防范意识，注意个人卫生，每天清洗外阴；做好经期、孕期及产褥期的卫生。应尽量控制或去除诱因，如：患有糖尿病，应用抗菌药物、雌激素或糖皮质激素，穿紧身化纤内裤，局部药物刺激等。

（二）掌握基本防治方法

学习生殖系统感染的各种病因，并采取应对的措施，做到早发现、早治疗。最佳治疗期为感染后的 1~4 个月以内，进行科学规范的检查和治疗，治疗足量用药、疗程足；坚持对性伴侣同时进行治疗，治疗期间应暂停夫妻生活，以避免交叉感染。

（三）注意生活习惯，合理饮食

禁食辛辣及刺激性强的食物，生活规律，避免劳累受凉，加强锻炼身体，增强体质。

（吕　慧）

第三节　肾移植术后

肾移植是指用手术的方法将一个体的肾脏，移植到自体或另一个体的肾脏部位。目前，肾移植在器官移植中技术最成熟、成功率最高，是治疗终末期肾病的理想手段。肾移植可分为同种肾移植和异种肾移植，在我国主要开展的是尸体供肾的同种异体肾移植，每年约进行肾移植术 4 000 余例，一年人/肾存活率已达到 95.3％/89.3％。近年来，随着手术技术的进步，尸体肾移植的存活率不断提高，但肾移植受者人/肾长期存活率却未得到明显提高，主要原因包括：肾移植患者常伴有机体多种器官功能不同程度的下降；术后长期应用免疫抑制剂，对心血管、肝、肾和骨髓等多个重要器官均可能造成严重损害；肾移植术后，除排斥反应，还可能出现外科手术的并发症如切口感染、渗血及尿瘘、高血压、冠心病、脑血管意外等。

目前，影响肾移植成功的主要因素是免疫排斥反应，而在抑制排斥反应的同时，常引发感染。根据国际多个移植中心的统计，肾移植后第一年约有 75％ 的受者发生过各种不同程度的感染，26％ 受者的直接死亡原因是感染。如何预防和控制感染是提高肾移植效果迫切需要解决的问题。

在康复医学领域里，肾移植的康复治疗是一新知识点。从理论上讲，康复治疗可能具有改善循环、控制感染、改善肾脏功能和抑制免疫排斥反应的作用，在还没有研究发明出其他特异有效的治疗方法之前，选择一些适当的康复治疗方法，是积极可取的。

一、临床表现

移植肾经历了离体缺血、低温灌注保存以及血液循环的手术重建过程，对缺血、缺氧和毒性物质极为敏感，术后容易发生排斥反应和并发症。

（一）症状及体征

移植后排斥反应主要包括超急性排斥反应、加速性排斥反应、急性排斥反应及慢性排斥反应。

1. 超急性排斥反应

常发生在移植后 24 小时内，甚至发生在手术台上。表现为血尿、少尿或无尿，移植肾区胀痛，血压升高，血肌酐持续升高，并伴有高热、寒战等全身症状。目前尚无手段控制超急性排斥反应，只能摘除移植肾。

2. 加速性排斥反应

加速性排斥反应一般发生在肾移植术后 2～5 天内。临床表现以术后突然发热，体温常在 39 ℃ 以上，并出现明显的血尿，继而发展到少尿、无尿，肾功能快速衰竭为临床特点，可伴肾区胀痛、恶心、腹胀等症状。

3. 急性排斥反应

一般发生在手术后 6 天至 1 个月，也有术后数年出现者，是最常见的排斥反应，绝大多数肾移植患者都有可能发生，主要与免疫抑制剂的停用或变动有关。临床表现为无特殊原因的尿量突然减少，发热（体温 37.5～38.5 ℃），移植肾区肿胀及压痛，可伴精神差、食欲不振、肌肉关节疼痛等全身症状。

4. 慢性排斥反应

一般发生在术后半年以后。临床表现为移植肾功能逐渐下降，血肌酐逐渐升高，伴有血压升高、蛋白尿等症状，是影响患者长期存活的主要因素之一。目前临床上尚无有效治疗方法。

5. 移植后常见并发症

（1）与技术相关的并发症：如尿性囊肿、淋巴瘤、肾动脉硬化等。

（2）与药物相关的并发症：肾移植患者用来治疗排斥反应的免疫抑制剂，有许多不良反应，并可引起感染发生率的增加。

（3）感染：由常见的病原微生物引起尿路感染、手术伤口感染、肺部感染。移植后感染的特点为临床症状不典型，早期不易发现原发病灶，条件致病菌可引起严重感染。临床表现为：①持续低热或高热，肾功能正常；②原为低热，抗排斥治疗后近期出现高热；③移植后期发生高热；④每天定时畏寒、高热，大量出汗后体温正常，周而复始。

（4）出血：慢性肾衰竭的患者凝血功能异常。

（5）肾小管并发症：包括肾动静脉的破裂及血栓，肾动脉狭窄。

（6）泌尿系并发症：移植肾破裂、尿瘘、膀胱输尿管反流、淋巴瘘等。

（7）消化道出血：与大剂量激素冲击、手术创伤、尿毒症及血透肝素有关。

（8）心血管并发症：包括冠心病、高血压、高脂血症。

（9）其他：移植患者的恶性疾病发生率明显增加，如皮肤癌、淋巴增生性疾病、结肠直肠癌、阴道/宫颈癌、喉/食管癌等。

（二）辅助检查

超急性排斥反应多可见血压升高、血肌酐持续升高，病理可见移植肾血管内皮细胞肿胀、血小板聚集、中性粒细胞浸润及血管栓塞，最终导致局部缺血和组织坏死。

加速性排斥反应可见快速肾衰竭，病理可见肾小球和肾小动脉广泛性血管病变、毛细血管破裂、内皮细胞肿胀坏死、肾皮质坏死、间质出血等。

急性排斥反应有肾衰竭，病理特点早期以基底膜破坏、淋巴细胞浸润、动脉内皮淋巴细胞黏附为主，晚期主要表现为巨噬及单核细胞浸润，内皮细胞肿胀、坏死。

慢性排斥反应临床检查可见血肌酐逐渐升高，并伴有血压升高、蛋白尿、贫血等。早期以间质纤维增殖、淋巴细胞和浆细胞浸润为主要病理改变，晚期以肾小球基底膜增厚、硬化透明样变及肾小管萎缩退化为病理特点。

二、康复评定

（一）生理功能评定

1. 疼痛评定

可采用视觉模拟评分法（VAS法）。

2. 肾功能评定

参照本章第一节相关内容。

3. 排尿功能评定

进行尿流动力学测定。

（二）日常生活活动能力评定

参照本书第一章康复评定基础相关内容。

（三）社会参与能力评定

主要进行参与社会交往和社区活动能力的评定和生活质量评定。

三、功能障碍

（一）生理功能障碍

1. 疼痛

术后若并发炎性感染，可使患者疼痛不适。

2. 肾功能障碍

术后若并发排斥反应及感染，主要造成肾功能的损害。

3. 排尿功能障碍

术后泌尿系统并发症导致排尿功能异常。

4. 消化功能障碍

术后并发消化道出血可造成消化功能异常。

5. 心脏功能障碍

术后引起的心血管并发症对心脏功能有影响。

（二）心理功能障碍

肾移植作为现阶段治疗终末期肾病的最好治疗方法，对于患者来说会产生复杂的心理变化。有些患者术前对肾移植做好了充分准备，满怀信心，充满希望，当移植术后出现排斥反应及并发症时，则情绪低落，担忧、焦虑、抑郁，失去信心，悲观失望。有些患者始终存在恐惧、紧张、焦虑过度等心理改变。有些患者有一定的承受能力，不断调整自我，适应新的生活。

（三）日常生活活动能力受限

肾移植术后，排斥反应较小的患者可恢复其日常活动，做家务、外出购物等；反应较重的患者，特别是伴有各种并发症者，仍然需要别人照顾，各种病症限制患者的日常活动，加之复杂的心理变化，患者常变得更加依赖他人照顾。

（四）社会参与能力受限

肾移植患者劳动、工作、社交活动都受到了严重的影响，特别是药物的长期应用，加剧了生活负担，生活质量明显下降。

四、康复治疗

肾衰竭患者需长期血透；肾移植术后免疫抑制剂的使用，使患者处于比较严重的免疫抑制状态，患者对病原体的抵抗力显著降低。肾移植术后的早期感染以细菌感染为主，约占所有肾移植术后感染的 2/3，而对于肾移植后的感染进行康复治疗，可减轻药物对人体的不良反应，降低感染的发病率，延长肾移植患者的生命。康复治疗是在综合治疗的基础上，实施有效的康复治疗，目标为减少感染、改善血液循环、调节免疫功能，最终提高肾移植的长期存活率。方法以物理治疗和心理治疗为主。

（一）物理治疗

1. 物理因子治疗

作为一种辅助治疗，对肾移植术后感染有积极的临床意义，具有扩张肾脏血管、改善肾脏血液循环、促进代谢产物排出、防治感染、减轻疼痛及药物中毒症状的作用。

（1）超短波疗法：参照本章第一节相关内容。

（2）超声波疗法：将声头与移植肾区体表直接接触，移动法，强度弱剂量 $0.6 \sim 0.8 W/cm^2$，$5 \sim 8$ 分钟，每日 1 次，10 次为一疗程。

（3）紫外线疗法：参照本章第二节相关内容。

（4）激光疗法：采用氦—氖激光照射法，散焦照射移植肾区体表，每日 1 次，10 次为一疗程。

（5）磁疗法：磁块对置于肾区，磁场强度中剂量；每日 1 次，每次 20 分钟，10 次为一疗程。

2. 运动疗法

肾移植患者因长期血液透析，加之手术，身体抵抗力明显降低，运动训练通过使人体的循环及呼吸系统得到有效的刺激，增强心肺功能，提高肌肉使用氧气的能力，达到调节机体各系统功能的作用。治疗从每日 1 次，每次 10 分钟起，根据患者身体状况调整训练时间、训练次数和方法。

（1）医疗体操：可采取各种体位，以上肢及躯干的屈伸活动为主。

（2）上、下肢运动训练：①抗重力练习；②抗阻力练习。

（3）放松训练：可选择卧位、坐位、站位，双手自然下垂，排除杂念，双目微闭。

（4）耐力训练：采用大肌肉群参加的运动，如腰部和上臂肌肉，保持大肌群持续不断、有节奏、数十分钟以上的运动。

（二）心理治疗

常采用的方法有支持性心理治疗、认知疗法等。治疗者通过对患者及其家属进行术前指导、解说，使其了解有关肾移植的问题，以减轻患者及其家属的紧张、恐惧、害怕等心理变化。同时也帮助患者及其家属正确认识肾移植后所发生的各种反应，调整良好心态，做好各种心理准备，无论在肾移植治疗过程中出现什么问题，都应理解并配合治疗。

（三）其他治疗

（1）全身支持治疗，注意休息，适当运动，合理饮食，以提高机体免疫力。

（2）药物对症治疗。

（3）术后对症治疗。

五、功能结局

肾移植后的排斥反应可导致肾移植失败，而大量应用抑制排斥反应的药物又会使机体各方面受到损害，如肝肾功能、免疫功能受损等。同时，肾移植后的并发症若治疗不当，也可使患者多脏器受损，同样使患者面临移植失败的危险。

肾移植患者大多经历了疾病长期不愈的痛苦过程，对肾移植有着各种复杂的心理变化，既高兴又抑郁害怕，甚至表现焦虑、烦躁不安等心理障碍。

肾移植患者大多是慢性肾衰竭晚期，长期的疾病使他们身体虚弱，不能承担家务劳动，不能参加工作，很少参加社交活动。长期的各种治疗使他们经济负担很重，生活质量急剧下降。

康复治疗虽然在肾移植的治疗过程中不是最关键的治疗，但是它对肾移植后各种感染和疼痛的治疗有一定的临床意义，可以缓解患者移植后出现的一些不适症状，对生理功能、心理功能、社会功能的改善有一定帮助。

六、健康教育

（一）肾移植术后注意事项

（1）注意饮食平衡，充分补充维生素和适量的蛋白质。

（2）饮食卫生，戒烟禁酒。

（3）时刻注意避免对移植肾的挤压。

（4）每天定时测体温、血压、体重、尿量，注意以下情况：体温升高 38 ℃以上，血压升高 30 mmHg 以上，尿量明显减少，体重每天增加 1 kg 以上或一周内增加 2 kg 以上。

（5）避免使用的药物有庆大霉素、卡那霉素、新霉素、多黏菌素、呋喃妥因。

（6）肾移植术后女性患者不宜妊娠。

（二）肾移植术后感染的预防

（1）定期复查环孢素浓度及机体免疫功能，使机体在有效的抗排斥状态的同时感染发生机会处于最少状态。

（2）尽量避免在公共场所活动，尤其是在传染病流行季节外出。

（3）注意饮食卫生，避免食入生冷食品，家庭生熟菜板分开。

（4）注意保暖，预防感冒，切记感冒可能诱发排斥反应。

（5）节制性生活，注意性卫生。

（6）避免接种疫苗。

（7）不要饲养家禽、宠物。

（陈　聪）

第四节　尿失禁与尿潴留

人体要完成贮尿和排尿功能需要膀胱具有正常的神经支配，并受意识控制及相关肌肉的协调合作。膀胱为贮尿排尿器官，而尿道具有控尿和排尿功能，膀胱和尿道的特殊结构与功能是构成贮尿与排尿机制的基础。生理情况下，膀胱内尿液容量达到 150 mL 后时，即产生尿意，尿液进一步增加至 400 mL 时，膀胱膨胀，膀胱内压明显增高，可产生较强的尿意，此时在意识控制和排尿反射的共同参与下，逼尿肌收缩，尿道内括约肌松弛，发生排尿。

尿失禁（urinary incontinence，UI）的相关影响因素很多，从解剖学上讲，可归纳为两个方面，即膀胱异常和尿道括约肌异常。膀胱异常导致的尿失禁可分为逼尿肌过度活动、低顺应性膀胱和逼尿肌收缩无力。男性尿道括约肌异常的最常见原因为前列腺术后对尿道括约肌的损害，其他还有尿道外伤和神经源性尿道功能障碍。女性尿道括约肌异常有两种：①尿道过度下移，主要由女性盆底肌肉松弛，膀胱颈后尿道向后下移位所致；②尿道固有括约肌功能减低，通常指尿道壁内起控尿作用的成分，包括尿道壁内平滑肌、横纹肌、尿道黏膜和黏膜下血管及疏松结缔组织等功能减低。

尿潴留可分为机械性和动力性梗阻两类。机械性梗阻包括两种。①膀胱或尿道外的梗阻：盆腔内的巨大肿瘤或脓肿、妊娠子宫后倾嵌顿于骨盆、良性前列腺增生、前列腺肿瘤等。②膀胱颈或尿道的梗阻：膀胱颈挛缩、尿道狭窄、膀胱颈或尿道原发性肿瘤；盆腔肿瘤、处女膜闭锁的阴道积血等。动力性梗阻多因膀胱逼尿肌或尿道括约肌功能障碍所引起，可由以下因素引起。①中枢和周围神经系统病变，如脊髓或马尾损伤、肿瘤、糖尿病等。②手术后尿潴留，如直肠或妇科盆腔根治性手术造成副交感神经分支的损伤；痔疮或肛瘘手术以及腰椎麻醉术后。③产后尿潴留，多见于第二产程延长的产妇，是因胎先露对膀胱颈长时间的压迫，引起组织水肿和神经功能障碍所致。④各种松弛平滑肌的药物（阿托品、溴丙胺太林、山莨菪碱等）均可引起尿潴留。⑤精神因素，如癔病、怕疼痛、有旁人在场或不习惯卧床排尿等。

一、临床表现

（一）症状及体征

1. 尿失禁

是指确定构成社会和卫生问题且客观上能被证实的不自主的尿液流出。目前尿失禁种类的定义尚未能完全统一，较为公认的是 6 种类型，即压力性、急迫性、混合性、充溢性、功能性和结构异常性尿失禁（表6-1）。患者常因不同病因而发生尿频、尿急，不能拖延和控制尿液，或出现淋漓不尽，排尿困难等症状。

表6-1 尿失禁的分类

基本类型	症状	常见原因
压力性尿失禁	咳嗽、喷嚏、笑、体位改变和重力活动等腹压增加下引起尿失禁	盆底肌松弛，尿道近端过度下移，膀胱颈和尿道括约肌功能障碍
急迫性尿失禁	尿频、尿急、尿痛、夜尿、排尿间隔＜2小时；不能拖延和控制排尿	逼尿肌过度兴奋或反射亢进，常合并泌尿系统中枢神经系统疾病，如膀胱炎、尿道炎、肿瘤、结石、憩室出口梗阻、脑卒中、痴呆、帕金森病、脊髓损伤等。有些患者病因不明
混合性尿失禁	同时存在压力性尿失禁和急迫性尿失禁症状	膀胱颈尿道高活动性、逼尿肌不稳定和反射亢进共同存在，或合并尿道内括约肌功能障碍
充溢性尿失禁	尿流细弱、中断，淋漓不尽，残余尿，排尿困难	糖尿病、脊髓损伤、出口梗阻等导致的膀胱收缩乏力
功能性尿失禁	如厕能力降低，不能及时到达卫生间	相关的漏尿认知障碍或机体运动功能障碍；如厕环境不良
结构异常性尿失禁	长期持续性漏尿	为膀胱、尿道及盆底组织结构破坏或畸形，如难产引起的产伤或由子宫切除、膀胱手术等引起的损害；先天畸形

2. 尿潴留

是指膀胱虽处于充盈状态，但尿液不能自行排出的症状。急性尿潴留时，患者下腹部饱满感及胀痛，尿意明显，尿液不能排出，或可从尿道溢出部分尿液，但不能缓解下腹胀痛。慢性尿潴留多表现排尿不畅、尿频明显，常有排尿不尽感，有时出现尿失禁，严重时可有恶心、呕吐、贫血、出血等肾功能减退症状。体检时耻骨上可见球形隆起，触诊时表面光滑具有弹性，叩诊呈浊音。

（二）辅助检查

1. 尿液检查

包括尿常规、尿细菌培养、菌落计数及药物敏感试验。

2. X线检查

包括腹部X线平片、排泄性尿路造影、排尿期膀胱尿道造影。

3. 膀胱镜与尿道镜检查

主要观察膀胱内是否有炎症溃疡、异物、小梁及假性憩室形成；观察输尿管口的位置及形成，有无关闭不全、输尿管间嵴异常、膀胱结石，以及膀胱颈的情况。

二、康复评定

（一）生理功能评定

1. 排尿功能评定

包括尿液测定和超声波评定。

（1）尿液评定：主要测定每日排尿量、每次排尿量、残余尿量，了解排尿功能基本状况。

（2）超声波评定：主要测定膀胱残余尿量，同时可观察肾及输尿管的结构、膀胱形态、膀胱壁的增厚、小梁，了解前列腺增生情况，观察有无肾积水，以及膀胱颈口形态及排尿状态下膀胱颈口的形态变化。

2. 尿流动力学评定

（1）尿流率测定：测定单位时间内排出的尿量，反映下尿路贮尿和排尿的综合性功能。其中，最大尿流率是区别正常人与排尿异常患者的灵敏指标。尿量在 150～400 mL 时，男性最低值为 15 mL/s，女性为 20 mL/s。

（2）膀胱压力容积测定：通过测定膀胱内压力与容积间的关系反映膀胱的功能。男性最大尿道闭合压为 50～90 cmH$_2$O，女性最大尿道闭合压为 40～70 cmH$_2$O（一般位于尿道膜部）。

（3）尿道功能测定：①尿道压力分布测定，沿尿道连续测定及记录其压力，用以了解尿道功能；②尿道括约肌肌电图，以测定尿道括约肌的肌电活动为主，了解尿道括约肌功能。

（4）功能性尿道长度：男性 3.5～4.5 cm，女性 3～4.2 cm。

3. 肾功能评定

主要测定尿素氮、肌酐水平。

4. 尿失禁评定

根据尿失禁的临床症状对尿失禁进行分类及评价。

（1）尿失禁的分类：见表 6-1。

（2）尿失禁的程度：分为轻度、中度和重度。

1）轻度：不影响日常生活，只有在特殊情况时才会有尿失禁的困扰，如做强烈需利用腹压的运动、激烈运动时或在大声笑才会出现尿失禁，基本不影响主要生活。

2）中度：造成一些日常生活不便，当咳嗽或稍微腹部用力就会出现尿失禁，需垫护垫、卫生棉或尿失禁裤来保持干爽和参加社交活动。

3）重度：指尿失禁非常严重，尿液随时都会不自主流出，日常生活上受到非常大的限制，心理也会受到影响。

5. 神经电生理评定

包括肌电图检查、神经传导检查等。

（二）日常生活活动能力评定

参照本书第一章康复评定基础相关内容。

（三）社会参与能力评定

主要进行生活质量及职业评定。

三、功能障碍

（一）生理功能障碍

1. 疼痛

尿失禁、尿潴留均会使患者有泌尿系统感染症状，可引起患者疼痛不适。

2. 排尿功能障碍

不同的病因可造成不同的膀胱贮尿、排尿功能障碍。

3. 肾功能障碍

尿潴留由于排尿困难、膀胱排空不全，易诱发泌尿系统感染、结石、肾积水等，最终影响肾脏功能；尿失禁因其致病因素也易使肾功能受影响。

4. 性功能障碍

部分尿失禁患者有性交痛，并在性交时尿失禁，影响性生活。

（二）心理功能障碍

对于大多数尿潴留患者来说，疾病会使其产生悲伤、痛苦、消沉压抑、丧失自信、无助和绝望的心理变化。对于尿失禁，有的患者会对自身这一功能的损害非常敏感，产生强烈的情绪变化，如羞怯、紧张、焦虑、悲伤、烦躁不安、孤独寂寞，并常感精神压抑、自卑、痛苦难忍；有的患者则对此病症很不在乎，认为是衰老的表现，无须紧张，不需要救治。

（三）日常生活活动能力受限

尿潴留使患者行动不便，加上复杂的心理变化进一步限制了患者的各种日常活动。尿失禁患者常不能胜任家务，不愿外出与社会隔离及性生活受到影响。许多尿失禁患者为了适应尿失禁，常采取减少饮水，减少社交活动来避免尴尬的局面。而有些患者的症状较轻，则对日常生活不产生任何影响。

（四）社会参与能力受限

尿潴留患者常伴有其他疾病，工作、社交活动会受到限制，有些患者甚至将终身不能再就业；尿失禁患者心理变化大的，常会对劳动、工作及社交活动产生影响，降低其生活质量，而心理变化不大的患者，影响不大。

四、康复治疗

尿失禁因其影响因素较多，故在治疗中要因病而异，确定尿失禁的类型和严重程度及其对患者生活质量的影响后，采取综合恰当的方案才能取得好的疗效。对于尿潴留则根据不同的病因及分类，解除患者病痛，恢复其排尿功能。康复治疗以病因治疗、缓解和控制排尿和贮尿困难、恢复排尿功能和综合治疗为原则，以解决患者排尿疼痛，尽可能恢复肾功能、排尿功能、性功能，减轻患者的心理压力，提高生活质量为目标。

（一）物理治疗

1. 物理因子治疗

具有改善血液循环、改善肾脏功能和排尿功能的作用，并可通过调整相关神经功能来增强膀胱逼尿肌的肌张力，解除尿道括约肌痉挛的作用。

（1）超短波疗法：电极对置于膀胱区前后，无热量或微热量，20分钟，每日1次，10次为一疗程。用于尿失禁、尿潴留并发感染，尿道括约肌痉挛患者。

（2）中频电疗法：参见本章第一节相关内容。

（3）感应电疗法：在关元、中极、曲骨等穴位处，用小圆形电极进行刺激，每处3~4秒，各穴位反复轮流刺激，以引起腹壁肌肉收缩为宜，总治疗时间为5~6分钟。适用于膀胱麻痹等。

（4）离子透入疗法：两个电极分别置于耻骨联合上（与阳极连接）和腰骶部（与阴极连接），可以用0.1%的毒扁豆碱、新斯的明、毛果芸香碱经阳极导入，20分钟，每日1次，10次为一疗程。

（5）蜡疗法：将蜡块放在膀胱区，20~30分钟，每日1次，10次为一疗程。适用于手术后引起的尿潴留。

（6）磁疗法：磁块对置于膀胱区，磁场强度中剂量，每日1次，每次20分钟，10次为一疗程。

（7）其他：如红外线疗法、超声波疗法、生物反馈疗法、针灸疗法等，可根据病情选择。

2. 运动疗法

通过增强相关肌肉的力量来提高贮尿、排尿功能。

（1）尿失禁的治疗：目的在于增强盆底肌肉力量，提高控尿能力。

1）盆底肌肉训练：以训练耻尾肌、提肛肌为主，以增强盆底肌肉对膀胱、尿道、阴道、直肠的支持作用。方法：收紧、提起肛门、会阴及尿道，保持5秒，然后放松；休息10秒，再收紧、提起；尽可能反复多次，至少10次以上；然后做5~10次短而快速的收紧和提起。每次15~30分钟，每日1~3次，坚持4~6周，使每次收缩达10秒以上。在训练时，可采取任何体位进行锻炼，尤其是站立位时的盆底训练更重要，避免收紧腹部、腿部或臀部的肌肉。

2）膀胱训练：通过训练使患者学会抑制尿急而延迟排尿，通过延长排尿间隔来提高膀胱容量。方法：为患者选择适当的间隔时间，一般最初以30~60分钟为间隔，最后达2.5~3小时排尿一次。此法只适用于无精神障碍、不是太衰老并具尿急认知能力的患者。

（2）尿潴留的治疗：目的在于增强肌肉力量，局部感觉刺激，来促使排尿反射形成，完成排尿过程。

1）屏气法（Vasalva法）：用增加腹内压的方法增加膀胱内压力，使膀胱颈开放而引起排尿的方法。患者身体前倾，快速呼吸3~4次，以延长屏气增加腹压的时间。做一次深吸气，然后屏住呼吸，向下用力做排便动作，反复间断数次，直至没有尿液排出为止。痔疮、疝气、膀胱输尿管反流患者禁用此法。

2）扳机点法：反复挤压阴茎，牵拉阴毛，在耻骨联合上进行持续有节奏的拍打，摩擦大腿内侧，用手刺激直肠，促使出现自发排尿反射，激发膀胱逼尿肌反射性收缩和外括约肌松弛，诱发排尿，每次排尿时可采用训练。此法使用时，注意排尿反射及残余尿量。

（二）作业治疗

1. 尿失禁的治疗

（1）膀胱训练：利用导尿管定时开放训练膀胱。给予留置导尿管，有尿感时开放导尿管开关10~15分钟，最后达开放时间到2~3小时一次。适用于急迫性尿失禁、充溢性尿失禁等意识清楚、能了解自身感觉的患者。

（2）间歇性导尿：每小时摄入液体至少100 mL，每4小时解尿一次，关闭期间有足够的饮水量。给予诱导使患者自解，再给予导尿，导出膀胱余尿，重建膀胱功能。用于充溢性尿失禁等患者。

2. 尿潴留的治疗

（1）膀胱训练：用留置导尿管每4~6小时排尿一次，适当控制饮水量，使每次排尿量不超过 500 mL。防止膀胱过度膨胀，通过刺激膀胱收缩逐渐形成排尿反射。

（2）间歇性导尿：导尿间隔时间，开始一般以 4~6 小时导尿 1 次为宜，导尿时间宜安排在起床前、餐前、睡前，每日导尿 4~6 次。每次导尿前半小时，让患者试行排尿 1 次后开始导尿，记录患者排出尿量和导出的尿量。

（三）康复辅具使用

1. 骶神经电刺激术

适应证包括急迫性尿失禁、尿频—尿急综合征、非梗阻性尿潴留。方法：在全身麻醉下在骶椎神经孔内植入永久性神经电刺激器电极，并在髂嵴下后臀部埋入永久性神经电刺激器，电极导线与刺激器在皮下连接，电刺激器的控制与调节均由外部控制器进行。

2. 人工尿道括约肌植入术

在人体内安装一种先进的控制排尿装置，可达到方便的压迫尿道、关闭尿道、控制尿失禁的目的。

3. 辅助器具使用

在尿失禁、尿潴留的治疗中，常利用辅助器具来帮助患者提高自身能力，达到生活自理。个人卫生用具如集尿器、集尿袋、清洁用品等，外部集尿器主要是男用阴茎套型集尿装置，女用集尿装置还很不理想，常需用尿垫。所有集尿器在使用时都应该注意清洁问题，避免因使用不当而引起感染、溃疡、坏死及皮肤过敏等并发症。

（四）心理治疗

1. 支持性心理治疗、认知疗法

对于尿失禁、尿潴留患者，疏导、安慰可减轻患者羞怯、紧张、焦虑、悲伤、无助的心理变化。

2. 行为疗法

使患者消除一些引起疾病的高危因素，对患者治疗更有意义。尿失禁患者的行为疗法涉及患者的症状、身体状况及周围环境，具体如下。

（1）盆底肌肉锻炼：如前所述。

（2）尿急应对策略：指导患者在尿急时，要保持安静或转移注意力。

（3）膀胱训练：如前所述。

（4）尿失禁有关的行为和习惯养成：①排尿日记，指导患者每天记录排尿及尿失禁的情况，了解膀胱功能；②生活方式，指导患者对一些和尿失禁发病相关的因素做适当调节，如戒酒、减轻体重、使用尿垫等。

3. 生物反馈疗法

是一种行为训练技术，通过对不易被察觉的肌电生理给予视觉或听觉信号，并反馈给患者和治疗者，使者确实感觉到肌肉的运动，并学会如何改变和控制基本的生理过程。生物反馈疗法有利于患者正确掌握盆底肌收缩，是学习收缩和放松盆底肌最好的方法，也利于患者保持正确的肌肉反应，达到治疗目标。

4. 其他

如药物对症治疗、相应的手术治疗，可酌情选用。

五、功能结局

（一）生理功能

尿失禁若延误治疗，可加重病情，引起患者泌尿系统感染，进而影响肾功能。女性在更年期后，由于失去雌激素，尿失禁会变得更严重和难以控制。尿潴留如未及时处理，因膀胱过度膨胀可使逼尿肌肌纤维受损，不易恢复而致慢性尿潴留。慢性尿潴留因长期积尿可导致膀胱炎或肾盂肾炎。极少数过度尿潴留可致膀胱破裂。尿失禁、尿潴留症状较轻者，通过各种手段会逐步恢复膀胱功能，而症状较重者将终身丧失膀胱功能。

（二）心理功能

尿失禁因其遗尿、漏尿，可导致湿疹、压疮、泌尿系统炎症，引起患者焦虑、尴尬和沮丧等不良情绪，由于臭味，还引起不安、焦虑、丧失信心。但也有些患者认为尿失禁是小毛病，漏点尿液正常，常常忽略，因而不会产生任何心理障碍。尿潴留因其不同的致病因素，将会导致不同的结果，有些患者会因疾病有较大的心理变化，但随着各种治疗手段的介入，患者会逐步适应新的生活方式，并消除心理障碍。

（三）社会参与能力

有些尿失禁、尿潴留的患者患病时间长，心理反应严重，可造成日常活动减少，如不愿做家务、不上街购物等；因是泌尿系统疾病，害怕别人知道、公共场合没有卫生设施、遇到尴尬场面等，所以常不参加社会活动，拒绝与他人来往，与社会隔离，使患者劳动、工作、社交均受到不同程度的影响，长期病症给家庭带来很大的压力，生活质量下降，生活不幸福。而有些患者则积极治疗，采取各种手段，并主动去适应新的变化，即使日常活动、社交受到影响，但已经被降低到最低程度，所以生活不受影响，生存质量变化不大。

六、健康教育

（一）采取各种措施预防原发疾病

（1）合理饮食，多吃五谷类、肉类、富含维生素的蔬菜，保持酸化尿液，预防尿路感染，避免加重病情。多喝水，过浓的尿液会刺激膀胱，水稀释尿液，降低膀胱的敏感性。

（2）保持会阴部清洁，做好个人卫生。

（3）穿透气性能好的内衣，减少细菌滋生。

（4）保持有规律的性生活，性交后排空膀胱，预防会阴部感染。

（5）了解高危因素，注意预防，如年龄、性别、阴道分娩、睡眠、肥胖、独居、缺乏帮助等。

（6）对于术后患者，要尽量减少留置导尿管的时间。

（7）间歇性导尿患者，每日液体入量应严格控制在一定范围内，开始阶段每日总量在 1 500 ~ 1 800 mL，且应均匀摄入 100 ~ 125 mL/h，晚上 8 点之后尽量少饮水，避免膀胱夜间过度膨胀。

（二）预防相关诱因

如预防认知障碍、泌尿系统感染、盆腔炎症、便秘、心力衰竭引起的水负荷过重等。产妇要注意休息，不要过早负重和劳累。

（三）尽快消除致病因素

如泌尿系统感染、梗阻、肿瘤等病因。

（四）培养个人卫生习惯和行为

从小培养健康的排尿行为，养成良好的生活方式，平时不要憋尿，加强体育锻炼，增强骨盆肌肉。

（五）早期防治

了解及认识疾病，积极就诊，早期采取各种措施，掌握自我检查及治疗的基本方法，减轻疾病的进一步发展，减少其他并发症的发生。

（六）引起全社会的关注

在全社会进行泌尿系统生理知识的普及教育，使人们了解疾病的病因并做好积极预防，并采取有关保障措施。

（刘　川）

第七章

内分泌系统疾病康复

新陈代谢是人体生命活动的基础，包括物质代谢和与物质代谢紧密伴随的能量代谢，物质代谢分为合成代谢和分解代谢两个过程。通过新陈代谢，机体同外环境之间不断地进行物质交换和转换，同时体内物质又不断地进行分解与合成、利用与更新，为个体生长、发育、生存、劳动、生殖以及维持内环境稳定提供物质和能量。人体新陈代谢的稳定必须依赖神经系统、内分泌系统和免疫系统的相互配合和调控，其中内分泌系统辅助神经系统将体液性信息物质（激素）传递到全身各组织细胞（受体），通过激素与特异性受体的结合，发挥其对细胞的生物作用。物质代谢过程中的任何一个环节发生障碍，都可导致代谢性疾病的发生。

随着生活水平的提高、人口老化等因素，代谢性疾病的患病率正逐年增高，某些代谢性疾病与相应的内分泌腺及其激素和受体功能异常密切相关（如骨质疏松症与甲状旁腺、糖尿病与胰岛）。代谢性疾病虽然临床表现各异，但共同特点为病程长，临床不易治愈，长期发展可影响人体的功能活动。积极有效的康复治疗，对防治代谢性疾病的发生发展，减少并发症以及减少残疾、残障起着举足轻重的作用。本章主要介绍糖尿病、甲状腺功能亢进症、甲状腺功能减退症及肥胖症的康复治疗。

第一节　糖尿病

糖尿病是一组常见的以糖和脂肪代谢紊乱、高血糖为特征的代谢性疾病。糖尿病的发生和发展可能与遗传、自身免疫及环境因素等综合作用有关，机制十分复杂。糖尿病基本上可分为两大类，第一类（1 型糖尿病）为胰岛素分泌的绝对缺乏；第二类（2 型糖尿病）为胰岛素抵抗和胰岛素代偿反应不足。此外，尚有少数的糖尿病患者有其特有的病因和发病机制，可归于其他特殊类型。还有部分患者仅表现血糖升高但未达到糖尿病诊断标准，其空腹血糖、餐后 2 小时血糖或服糖后 2 小时血糖介于正常与糖尿病诊断标准之间，称为糖调节受损（impaired glucose regulation，IGR），包括空腹血糖受损（impaired fasting glucose，IFG）和糖耐量受损（impaired glucose tolerance，IGT）两种情况。

2015—2017 年，在中华医学会内分泌学分会组织下，全国 31 个省市进行的糖尿病流行病学调查分析结果表明，我国 18 岁以上的人群糖尿病患病率约为 11.2%，成人糖尿病患者总数达 1.57 亿。随着经济的发展，人口老龄化及饮食、生活习惯的改变，预计今后中国糖尿病的患病率还会明显增加。因此，在开展糖尿病防治研究的同时，进一步开展康复治疗，以提高糖尿病整体防治的水平是十分重要的。

一、临床表现

（一）症状与体征

糖尿病的临床表现大致可归纳为糖、脂肪及蛋白质代谢紊乱综合征和各种糖尿病慢性并发症两大部分。前者主要表现为多饮、多尿、烦渴、乏力、体重减轻、易饥及多食，有些患者可因严重物质代谢紊乱而呈现酮症酸中毒或非酮症性高渗综合征。后者可涉及全身各重要器官，例如视网膜、周围神经、心脑血管、肾脏等。此外，糖尿病患者还可因抵抗力下降导致反复感染，常见疖、痈等皮肤化脓性感染，有时可引起败血症或脓毒血症，也可发生皮肤真菌感染或尿路感染。

（二）实验室检查

1. 血糖测定

多采用静脉血浆测定。若临床明确有糖尿病症状，空腹血糖≥7.0 mmol/L，或随机血糖≥11.1 mmol/L，并排除非糖尿病性血糖升高，即可诊断为糖尿病（若临床症状不典型者，需再做一次检测）；空腹血糖6.1~7.0 mmol/L为空腹血糖受损（IFG），随机血糖为7.8~11.1 mmol/L，为糖耐量受损（IGT）。

2. 口服糖耐量试验（OGTT）

当空腹血糖或随机血糖异常但未达上述糖尿病诊断标准时，需进行口服葡萄糖耐量试验，即口服葡萄糖2小时后再测静脉血糖，<7.8 mmol/L为正常，7.8~11.1 mmol/L为糖耐量受损，≥11.1 mmol/L为糖尿病。

3. 糖化血红蛋白A1c（HbA1c）及糖化血清白蛋白测定

有助于了解糖尿病的控制情况，HbA1c反映的是近3个月的血糖水平，糖化血清白蛋白反映近2~3周的血糖水平。

4. 其他

还有尿糖测定、胰岛素测定、C-肽功能测定、糖尿病抗体测定，以及血脂、水电解质检测等实验室检查。

二、康复评定

（一）生理功能评定

1. 胰岛功能评定

主要有血糖及胰岛β细胞功能评定。

2. 靶器官损害程度评定

（1）糖尿病性视网膜病变的评定：视网膜病变的评定可用眼底镜、眼底荧光血管造影及眼底光学断层扫描等方法进行检查。依据眼底改变分为非增殖型、增殖性和糖尿病性黄斑水肿3种。非增殖性视网膜病变又分为轻、中、重度。

（2）糖尿病性周围神经病变的评定：包括感觉神经、运动神经和自主神经功能的评定。

（3）糖尿病性冠心病的评定：主要为心功能的评定。对于35岁以上的患者，还应进行运动负荷试验，以判断患者心血管系统对运动的反应能力及患者的体力活动能力，筛查未诊断出的缺血性心脏病。

（4）糖尿病性脑血管病变的评定：主要评定糖尿病脑血管病变引起的运动功能、言语功能及认知功能障碍的严重程度。

（5）糖尿病性肾脏病变的评定：可根据肾功能和肾组织学检查结果将1型糖尿病肾脏病变分为5期，约每5年进展一期。Ⅰ期为糖尿病初期，表现为肾小球滤过率明显上升和肾体积增大；Ⅱ期为静息期，尿白蛋白排出率大多正常，肾小球毛细血管基底膜增厚和系膜基质增加；Ⅲ期为隐形期，又名早期糖尿病肾病期，主要表现为尿白蛋白排出率持续高于20～200 μg/min；Ⅳ期为临床糖尿病肾病期或显性糖尿病肾病期，主要表现为尿白蛋白排出率 >200 μg/min 或持续性尿蛋白 >0.5 g，为非选择性蛋白尿，肾小球毛细血管基底膜明显增厚，系膜基质增宽；Ⅴ期为尿毒症期，大部分的肾单位失去功能。这种分期方法也可用于2型糖尿病肾病，通常2型糖尿病患者肾损害进展比1型糖尿病快（约每3～4年进展一期），这可能与2型糖尿病患者通常为中老年人，已有肾脏退行性改变，且易发生高血压、高脂血症等相关。

（6）糖尿病足评定：包括周围血管功能评定、神经功能评定、病变程度评定、溃疡分类等。

1）周围血管功能评定。①踝肱指数（ankle brachial index，ABI）测定，ABI = 踝动脉收缩压/肱动脉收缩压，正常值为 1.0～1.4，<0.9 为轻度缺血，0.4～0.9 为中度缺血，<0.4 为重度缺血，此时易发生下肢（趾）坏疽。②下肢体位试验，可以了解静脉充盈时间的长短，是测定下肢缺血的重要指标之一。令患者平卧抬高下肢45°～60°，在30～60 秒使静脉排空，然后立即站立或坐起使足下垂，计算静脉充盈时间。正常人小于15 秒，静脉充盈时间超过1分钟，说明下肢供血明显不足。③皮肤血液灌注压的测定，踝的血流灌注可以采用标杆试验来评定，方法是将腿部抬高后记录超声波信号点。④胫后动脉和足背动脉的脉搏触诊。

2）神经功能评定。①运动功能评定，通过手法肌力测试评定小腿及足部肌肉的运动功能，也可采用肌电图、神经传导速度及运动诱发电位等电生理检查，测定有无周围神经病变及其病变程度。②感觉功能评定，采用音叉振动觉测定患者足部的感觉是否异常，即将分度音叉在双侧踇趾关节处测3次，3次中有2次答错，表明感觉功能缺失。③保护性感觉功能测定，应用 Semmes - Weinstein 5.07（10 g）的尼龙纤维丝垂直地置于皮肤表面，沿着足的周边接触，如果患者能在每一处都正确地感受到尼龙丝，能正确地回答3个问题中的2个，说明患者的保护性感觉正常。

3）病变程度评定。糖尿病足分为 0～5级：0级为皮肤完整，无开放性病灶；1级为皮肤有开放性病灶，但未累及深部组织；2级为感染病灶已侵犯深部肌肉组织，脓性分泌物较多，但无肌腱韧带破坏；3级为肌腱韧带受损，蜂窝织炎融合形成大脓腔，但无明显骨质破坏；4级为严重感染导致骨质缺损、骨髓炎、骨关节破坏或假关节形成，部分肢端可出现湿性或干性坏疽；5级为足大部或全部感染或缺血，导致严重湿性或干性坏死。

4）糖尿病足溃疡分类。糖尿病足溃疡主要分为神经性溃疡、缺血性溃疡和感染性溃疡。神经性溃疡常见于反复受压的部位，如跖骨头的足底面、胼胝的中央，常伴有感觉的缺失或异常，而局部供血良好；缺血性溃疡多见于足背外侧、足趾尖部或足跟部，局部感觉正常，但皮肤温度低、足背动脉和（或）胫后动脉明显减弱或不能触及；感染性溃疡局部多有创面渗出和坏死组织。

3. 康复疗效评定

糖尿病康复治疗疗效的评价实际上与临床治疗疗效评价是一致的。糖尿病的控制目标见表7-1，这对判断糖尿病康复治疗的疗效具有较高的参考价值。

表7-1 糖尿病的控制目标

目标项	理想控制	较好控制	控制差
1. 血浆葡萄糖			
空腹 （mmol/L）	4.4~6.1	≤7.0	>7.0
非空腹 （mmol/L）	4.4~8.0	≤10.0	>10.0
2. HbA1c （%）	<6.5	6.5~7.5	>7.5
3. 血脂			
总胆固醇 （mmol/L）	<4.5	≥4.5	≥6.0
HDL－C （mmol/L）	>1.1	1.1~0.9	<0.9
三酰甘油 （mmol/L）	<1.5	<2.2	≥2.2
LDL－C （mmol/L）	<2.6	2.6~3.3	>3.3
4. 血压 mmHg	<130/80	130/80~140/90	≥140/90
5. BMI （kg/m²）	男<25	男<27	男≥27
	女<24	女<26	女≥26

（二）心理功能评定

糖尿病患者的心理改变，主要是对疾病的有关知识缺乏而产生的焦虑、抑郁等，一般选择相应的量表进行测试评定，如汉密尔顿焦虑量表（HAMA）、汉密尔顿抑郁量表（HAMD）、简明精神病评定量表（BPRS）、症状自评量表（SCL-9）等。

（三）日常生活活动能力评定

可采用改良巴氏指数评定表，高级日常生活活动能力（包括认知和社会交流能力）的评定可采用功能独立性评定量表（FIM）。

（四）社会参与能力评定

主要进行生活质量评定、劳动力评定和职业评定。

三、功能障碍

（一）生理功能障碍

糖尿病患者如长期血糖控制不佳可导致眼、肾、心、脑及血管和神经的慢性并发症，使这些组织和器官发生功能障碍。

1. 糖尿病性视网膜病变及其他眼部病变

长期血糖升高的患者大多合并不同程度的视网膜病变，轻则由于血管渗出导致视物模糊，严重者继发视网膜剥离导致失明。除此之外，糖尿病还可出现黄斑病变、白内障、青光眼、屈光改变,进而导致视力降低和出现其他相应症状。

2. 糖尿病性神经病变

以周围神经病变最常见,通常表现为对称性,下肢较上肢严重,感觉神经较易受累,病情进展缓慢。早期为袜子或手套状肢体感觉异常,随后出现肢痛;后期因运动神经受累可出现肌力、肌张力减退甚至肌萎缩或瘫痪。自主神经也可受累而出现尿潴留、尿失禁及性功能障碍。

3. 糖尿病性心脏血管病变

主要由冠状动脉粥样硬化进而引起冠状动脉供血不足,导致无症状性心肌缺血、心绞痛或心肌梗死,主要表现为心前区疼痛、心律失常、心电图特征性改变及心肌酶谱改变。

4. 糖尿病性脑血管病变

是糖尿病致死的主要原因之一,主要由脑动脉粥样硬化引起,临床上易继发脑梗死和脑出血,表现为运动障碍、言语功能障碍及认知功能障碍等。

5. 糖尿病性肾脏病变

毛细血管间肾小球硬化症是糖尿病主要的微血管病变之一,其严重性仅次于冠状动脉和脑动脉粥样硬化病变。临床表现为蛋白尿、水肿和高血压,最终发展为肾衰竭。

6. 糖尿病足

主要由神经病变和周围血管病变引起,表现为下肢远端大血管病变和神经异常而发生的踝关节以下部位的皮肤溃疡、肢端坏疽或感染,是截肢致残的主要原因。早期多有足部皮肤瘙痒、肢端发凉、感觉减退和水肿,继之出现双足袜套式的持续麻木;痛觉多数减退或消失,少数可有针刺样、刀割样或烧灼样疼痛,夜间或遇热加重,出现鸭步行走或需执杖而行。此外,由于下肢动脉供血不足,还可伴双下肢行走无力、小腿腓肠肌胀痛及间歇性跛行。晚期由于皮肤破损和感染,形成经久不愈的溃疡,可深及肌腱并引起骨质破坏,导致步行功能障碍。

(二)心理功能障碍

由于糖尿病是一种慢性疾病,长期的饮食控制、频繁测血糖或者注射胰岛素,给患者的生活带来极大的不便,并加重了患者的经济负担,而对失明、脑梗死、截肢等严重并发症的担心更是给患者带来沉重的精神及心理负担,临床主要表现为抑郁、焦虑和躯体化症状群。

(三)日常生活活动能力受限

糖尿病未发生并发症时,由于乏力、易疲劳等,患者日常生活活动能力受到一定限制;若发生眼、脑、心脏、肾脏、大血管和神经的并发症,其日常生活活动能力则严重受限。

(四)社会参与能力受限

糖尿病慢性并发症所导致的生理功能障碍或严重的心理障碍,可不同程度地影响患者的生活质量、劳动、就业和社会交往等能力。

四、康复治疗

糖尿病是一种终身性疾病,长期血糖增高所致的慢性并发症是糖尿病致残、致死的主要原因。糖尿病的康复治疗应坚持早期诊断、综合治疗、方案个体化及持之以恒的原则。在糖尿病综合治疗的实施中,不同类型的糖尿病由于发病机制不同,其康复治疗的步骤也不同。

1 型糖尿病多见于青少年，是在遗传易感的基础上发生自身免疫异常而导致胰岛 β 细胞破坏，胰岛素绝对缺乏，必须依赖外源性胰岛素的补充。因此，一旦诊断明确，即应开始胰岛素治疗，补充体内胰岛素的不足。胰岛素治疗同时还可配合饮食疗法和适当运动，运动的目的是增加患者的活动能力，保持机体健康。

2 型糖尿病主要由于体内胰岛素的靶细胞（主要是骨骼肌细胞、脂肪细胞和肝细胞）出现胰岛素受体或受体后异常或缺陷，造成外周组织对胰岛素的抵抗，使靶细胞摄取与利用葡萄糖减少，导致高血糖，其发生与环境因素密切相关，多见于成人。2 型糖尿病的治疗主要是在改善患者的生活方式、实施饮食控制和运动疗法的基础上，给予合理的药物治疗，以达到控制血糖、消除症状、减少并发症的目的。口服药无法控制血糖达标者，则应考虑加用胰岛素。

糖耐量受损患者在遗传易感性的基础上产生胰岛素抵抗，出现糖耐量异常，经过若干年后一部分患者将发展为 2 型糖尿病，也是 2 型糖尿病发展阶段中的一个重要环节。在糖耐量减低阶段给予早期干预治疗可以减少或阻断糖耐量减低状态进展为糖尿病，是预防糖尿病发生的重要措施之一。糖耐量减低干预治疗包括早期开始的饮食控制、运动疗法和生活方式的改善等，必要时给予药物预防。

糖尿病患者出现慢性并发症时，在上述康复治疗的基础上，还需对患者组织和器官的功能障碍进行针对性的康复治疗，其中糖尿病性视网膜病变所致的视力障碍可参见视力残疾的康复，合并白内障、青光眼者可行手术治疗；糖尿病肾病变导致的肾功能障碍主要依靠透析治疗。

糖尿病康复治疗的目标与临床治疗相同，主要有：①消除高血糖等代谢紊乱所引起的各种症状；②纠正糖代谢紊乱，控制高血糖，使血糖降到正常或接近正常水平；③纠正脂质代谢紊乱及其他代谢异常；④防治各种急、慢性并发症的发生和发展，减少患者的致残率和病死率；⑤保证儿童、青少年患者的正常生长发育；⑥保证育龄期妇女的正常妊娠、分娩和生育；⑦通过糖尿病教育，使患者掌握糖尿病的防治知识、必要的自我监测能力和自我保健能力；⑧改善糖尿病患者的生活质量，能和正常人一样参与正常的社会劳动和社交活动，享有并保持正常人的心理和体魄状态。

糖尿病康复治疗通常采用综合治疗方案，主要包括运动治疗、饮食治疗、药物治疗（口服降糖药、胰岛素等）、糖尿病健康教育、血糖自我监测以及心理治疗。下文主要介绍物理治疗、作业治疗、康复辅具使用及心理治疗等。

（一）物理治疗

物理治疗中的运动疗法是糖尿病康复治疗中最重要的组成部分，主要适用于轻度和中度的 2 型糖尿病患者，其中，肥胖型 2 型糖尿病是最佳适应证。对于稳定期的 1 型糖尿病患者，病情得到较好控制后也可采用运动疗法，以促进健康和正常发育。禁忌证包括：合并各种急性感染；严重的慢性并发症（如增殖性视网膜病、不稳定性心绞痛、一过性脑缺血发作等）；血糖未得到较好控制前（血糖 > 16.8 mmol/L）；有明显酮症酸中毒等。

运动疗法的作用机制如下。①运动可以通过增加机体能量的消耗，减少脂质在体内堆积，从而减少脂质在骨骼肌细胞、胰腺细胞及肝细胞中的堆积及毒性作用，增加骨骼肌细胞摄取葡萄糖和胰腺细胞分泌胰岛素的能力。②运动能够通过促进骨骼肌细胞葡萄糖运载体 4（glucose transporter – 4，GLUT – 4）从细胞内转位到细胞膜上，以增加骨骼肌细胞膜上的

GLUT-4数量，增加骨骼肌细胞对葡萄糖的摄取，改善骨骼肌细胞的胰岛素敏感性。③长期运动作为一个生理性刺激，能够诱导骨骼肌细胞线粒体适应，修复糖尿病对肌肉线粒体构成的损伤。并可纠正糖代谢、脂代谢紊乱，减轻体重，有效预防和控制糖尿病慢性并发症，减少致残率和病死率。④维持和促进成年患者正常的体力和工作能力，保持儿童和青少年患者的正常生长发育。⑤促进健康，增强体质，增加机体抵抗力，减少感染。⑥减轻精神紧张及焦虑，消除抑郁状态，增强自信心，提高生活质量。

1. 2型糖尿病的运动疗法

2型糖尿病的发病与很多因素有关，如超重和肥胖，高脂血症，高蛋白质、高热量饮食结构，运动减少，吸烟等。此型糖尿病患者的治疗以改善患者的生活方式、运动治疗为基础，同时配合药物治疗。

（1）运动方式：运动方式主要是中等或中等偏低强度的有氧运动，可采取步行、慢跑、游泳、划船、骑阻力自行车、做有氧体操等运动方式，以及适当的球类活动、太极拳、原地跑或登楼梯等，可根据患者的兴趣爱好和环境条件加以选择。除有氧训练之外，也可鼓励2型糖尿病患者每周进行3次以上的抗阻运动。

步行是2型糖尿病患者最常用、简便易行的有氧运动训练方式，一般可在社区中进行。步行最好选择在空气新鲜的环境中进行，根据步行时速度是否改变分为变速步行法和匀速步行法。变速步行法一般先中速或快速走30秒至1分钟，后缓步行走2分钟，交替进行，每日步行路程1 000~2 000 m；匀速步行法需每天坚持行走1 500~3 000 m路程，行走速度保持均匀而适中，不中断地走完全程。可根据体力逐渐增加行走的路程，每次走完以略感觉疲劳为度。

（2）运动量：运动量的大小由运动强度、运动时间和运动频率3个因素决定。合适的运动量应为运动时略感气喘但并不影响对话，心率在运动后5~10分钟恢复到运动前水平，运动后轻松愉快，食欲和睡眠良好，虽有疲乏、肌肉酸痛，但短时休息后即可消失。

1）运动强度：运动强度是运动疗法的核心，决定着运动的效果。一般认为糖尿病患者的运动强度以中等强度或略低于中等强度为宜，运动强度过低只能起安慰作用；运动强度过大则无氧代谢的比重增加，治疗作用降低，且可能因机体处于氧化应激状态而加重原有并发症脏器的损害，应予避免。由于在有效的运动锻炼范围内，运动强度的大小与心率的快慢呈线性相关，因此常采用运动中的心率作为评定运动强度大小的指标。临床上将能获得较好运动效果，并能确保安全的运动心率称为靶心率（target heart rate，THR）。靶心率的确定最好通过运动试验获得，即取运动试验中最高心率的60%~80%作为靶心率，开始时宜用低运动强度进行运动，适应后逐步增加至高限；如果无条件做运动试验，最高心率可通过下列公式获得，即靶心率=170-年龄（岁），或靶心率=安静心率+安静心率×（50%~70%）。

运动中的心率监测通常用自测脉搏的方法，也可运用心率监测仪检测。由于停止运动后心率下降较快，一般在停止运动后立即测10秒脉搏数，然后乘以6表示1分钟脉率，其接近运动中的心率。测脉率的部位常用桡动脉或颞动脉。

2）运动时间：在运动疗法中，运动时间包括准备活动、运动训练和放松活动3个部分时间）的总和。2型糖尿病患者最好每周能最少进行150分钟的中等强度以上的有氧运动，每次运动一般为10~40分钟，其中达到靶心率的运动训练时间以20~30分钟为宜，因为运动时间过短达不到效果，时间过长或运动强度过大，易产生疲劳，诱发酮症，加重病情。训练一般可从 10 分钟开始，适应后逐渐增加至 30～40 分钟，其中可穿插必要的间歇时间。在运动量一定的情况下，运动强度较大时训练持续时间可相应缩短，此种训练方式适合于年轻或体力较好的糖尿病患者，而体弱的老年糖尿病患者，采用较低的训练强度，可相应延长训练时间。

3）运动频率：一般每周最少运动 3 次，相邻两次运动间隔时间不超过 2 天。如果身体条件较好，每次运动后不觉疲劳的患者，可坚持每天运动一次。运动间隔时间超过 3～4 天，运动锻炼的效果及蓄积作用就将减少而难以产生疗效。

（3）运动训练的实施：运动训练的实施应包括 3 个部分，即准备活动、运动训练和放松活动。①准备活动：通常包括 5～10 分钟的四肢和全身缓和伸展的活动，可为缓慢步行或打太极拳和各种保健操等低强度运动，其作用在于使心血管逐渐适应运动，并可提高和改善关节、肌肉的活动效应。②运动训练：是达到治疗目的的核心部分，为达到靶心率的中等强度或略低于中等强度的有氧运动。③放松活动：可通过 5～10 分钟的慢走、自我按摩或其他低强度活动来进行，其作用在于促进血液回流，防止突然停止运动造成肢体瘀血，回心血量下降，引起昏厥或心律失常。

2. 1 型糖尿病的运动疗法

1 型糖尿病与 2 型糖尿病不同，一旦确诊就宜首先实施胰岛素治疗和饮食控制，待血糖得到较好控制后再开始实施运动疗法。1 型糖尿病患者多为儿童或青少年，运动锻炼一方面可促进患儿生长发育，增强心血管功能，维持正常的运动能力；另一方面可提高外周组织对胰岛素的敏感性，增强胰岛素的作用，有利于血糖的控制。

（1）运动的种类和运动强度：可根据 1 型糖尿病患者的年龄、病情、兴趣爱好和运动能力而制订运动方案，运动种类选择步行、慢跑、踢球、跳绳、游泳、舞蹈等均可。开始时运动强度以最高心率的 50%～60% 为宜，运动时间从 20 分钟开始，逐渐延长，每周运动 3～4次。随着运动能力的提高，可逐渐增加运动时间和运动次数。每次运动应适度，不要过度劳累，以免加重病情。在制订 1 型糖尿病患者运动方案时，因患者多为儿童或青少年，应多注意运动的兴趣性和直观性，不断变换运动的方法和内容，以提高他们对运动的积极性，并使运动能长期坚持，达到促进生长发育的目的。

（2）运动与胰岛素治疗、饮食关系：1 型糖尿病患者由于体内内源性胰岛素分泌绝对不足，需要皮下注射外源性胰岛素来补充，因此有可能出现血胰岛素浓度过高或不足的情况。如在胰岛素注射后高峰期进行过强运动，此时肌肉组织对葡萄糖的利用增加，使血糖下降，同时由于过量的胰岛素妨碍肝糖的生成和输出，最终可导致低血糖。另外，如在未注射胰岛素时进行运动，此时体内胰岛素缺乏，肝糖的输出增加，但肌细胞对葡萄糖的摄取不能相应增加，可出现进行性高血糖症，同时运动促进脂质分解增加，血液中游离脂肪酸和酮体浓度升高，出现酮症酸中毒。因此，要使 1 型糖尿病患者运动中血糖相对稳定，必须处理好运动与胰岛素和饮食的关系，防止并发症的发生。

3. 糖调节受损的运动疗法

由于糖调节受损是糖尿病发病前的糖代谢异常逐渐失代偿的过程，因此防治糖调节受损转化为糖尿病，是糖尿病早期预防的关键步骤。对糖耐量正常，但有高血压、高脂血症、高胰岛素症、肥胖者的高危人群，应给予早期干预，其中运动疗法结合饮食控制和药物治疗，可减轻体重，减轻外周组织对胰岛素的抵抗，积极消除上述高危人群的危险因素。经常性的中等强度的运动锻炼可预防 2 型糖尿病的发生，尤其对已具备一个或数个危险因素者进一步向 2 型糖尿病发展有积极的预防作用。

4. 糖尿病足的物理治疗

糖尿病足的基本发病因素是神经病变、血管病变和感染，这些因素共同作用可导致组织的溃疡和坏疽。一般采用综合治疗，包括内科、外科和康复治疗 3 个方面。神经性溃疡主要治疗是减压，特别要注意患者的鞋袜是否合适；缺血性溃疡则要重视解决下肢缺血，轻中度缺血的患者可以实行内科治疗，病变严重的患者可以接受介入治疗或血管外科成形手术。对于合并感染的足溃疡，定期去除感染和坏死组织，只要患者局部供血良好，必须进行彻底清创；根据创面的性质和渗出物的多少，选用合适的敷料，在细菌培养的基础上选择有效的抗生素进行治疗。糖尿病足溃疡的物理治疗主要在于控制感染、增加血供及促进溃疡面肉芽生长。

（1）推拿及运动疗法：适合早期轻度糖尿病足的患者。推拿患肢，从足趾开始向上至膝关节，每次 20 分钟，每天 1 ~ 2 次，有助于静脉和淋巴液回流和水肿的消退；早晚可坚持步速均匀一致的步行运动，步行中出现不适，可休息后继续行走，避免盲目加大运动量。

（2）超短波治疗：电极于患部对置，无热量，10 ~ 15 分钟，可抗感染并促进溃疡愈合。

（3）紫外线治疗：小剂量紫外线（1 ~ 2 级红斑量）可促进新鲜溃疡愈合，大剂量紫外线（3 ~ 4 级红斑量）可清除溃疡表面感染坏死组织。

（4）红外线治疗：温热量局部照射可促进新鲜溃疡加速愈合，如患者合并肢体感觉障碍、缺血应慎用，如溃疡面有脓性分泌物则禁用。

（5）He - Ne 激光治疗：可刺激血管扩张，促进上皮细胞及毛细血管再生，减少炎症渗出，使组织代谢加强，促进肉芽组织生长，从而达到抗感染、镇痛、加速溃疡面愈合的作用。照射时间 15 分钟，照射时应保持光束与溃疡面相垂直，溃疡面若有渗液应及时蘸干，每日照射 1 次，15 次为一疗程，疗程间隔 1 周，照射完毕用无菌纱布敷盖溃疡面。

（6）气压泵治疗：每天 1 次，每次 30 分钟。

（7）旋涡浴治疗：水温 38 ~ 42 ℃，浴液中加入 0.5% 甲硝唑 250 mL 或其他抗感染药物，治疗时喷水嘴对准治疗的重点部位，每次 30 分钟。

（8）高压氧治疗：可降低血糖，提高机体对胰岛素的敏感性，增加血液氧含量，改善缺氧状态。可采用多人氧舱。

上述物理治疗应根据患者溃疡分级选择运用。糖尿病足处于 0 级时，可指导患者掌握推拿手法，鼓励患者进行适宜的运动。1 ~ 3 级的糖尿病足则可选用无热量超短波及紫外线控制感染，促进溃疡愈合。所有新鲜创面的溃疡都可运用红外线、He - Ne 激光或高压氧以促进肉芽生长，2 ~ 3 级患者还可根据设备条件加用气压泵治疗或旋涡浴治疗。

5. 运动疗法注意事项

（1）在制订运动方案前，应对糖尿病患者进行全身的体格检查，如有条件可进行一次运动试验，以早期发现糖尿病患者潜在的疾病，为制订合适的运动强度提供科学依据。

（2）运动训练应严格坚持个体化原则，注意循序渐进，持之以恒。

（3）注意运动时的反应，密切监测心率、血压、心电图及患者自我感觉等，发现不良情况及时采取措施，并随时修改运动方案，调整运动量。

（4）运动要适量，如果运动结束后 10 ~ 20 分钟心率仍未恢复正常，并且出现疲劳、心慌、睡眠不佳、食欲减退等情况，说明运动量过大，易诱发酮症酸中毒；运动后身体无发热感、无汗、脉搏无明显变化或在 2 分钟内迅速恢复，表明运动量过小。

（5）预防运动时低血糖。糖尿病患者由于运动前血糖水平偏低、空腹运动或运动前糖类食品摄入不足、运动量过大、胰岛素用量过大或运动时间恰在胰岛素作用的高峰期等情况，易发生低血糖。应注意选择适宜的运动时间，并注意与饮食、药物治疗相互协调、配合。一般应避免空腹运动，运动时间最好在餐后 1~3 小时。如患者正在接受胰岛素治疗，应避免在胰岛素作用高峰期运动（常规胰岛素作用高峰期在注射后 2~4 小时，而中效胰岛素如中性鱼精蛋白锌胰岛素作用高峰期则在注射后 8~10 小时），必要时可减少胰岛素用量。注射部位应避开运动肌群以免加快胰岛素吸收，原则上以腹部脐旁为好。此外，运动时应随身携带饼干等含糖食品或含糖饮料，以便有低血糖先兆时可及时食用。

（6）有并发症患者的运动锻炼安排。如果合并有增殖性视网膜病变，应避免进行剧烈运动、低头动作或闭气动作等，以免引起视网膜脱离和玻璃体出血。并发心血管疾病的患者进行运动锻炼时，应在心电图监视及医护人员的指导下进行，在运动中应避免进行闭气用力动作，如举重或静态用力等；对合用 β 受体阻滞药的患者，由于心率变慢，运动时心率对运动的反应性减低，此时的靶心率计算应比安静心率增加 20 次/分为宜。如果患者存在感觉损害，在运动中应加以注意，宜穿合适的袜子和软底的运动鞋。足底有轻微破损时，应停止运动，并给予即时处理，防止破损扩大。如果患者有自主神经功能紊乱，会引起汗腺功能障碍，在热天进行运动时易发生出汗过多，应注意补充水分。合并糖尿病肾病的患者不宜进行较大强度的运动，因为大强度运动会增加肌肉组织血流量，而肾组织血流量则减少，从而加重糖尿病肾病的病情。

（7）选择适合运动的衣裤和鞋袜，了解自身情况，遇到疾病或疲劳应暂停运动，同时应注意根据天气情况调整运动量等。

（二）作业治疗

糖尿病足溃疡或截肢可影响患者的步行功能，对患者的日常生活活动影响较大。作业治疗的作用主要在于改善患者的步行功能，提高患者日常生活活动能力。具体方法包括日常生活活动能力训练、矫形器具的正确使用和穿戴、拐杖或轮椅的操作技能训练、假足步行训练、适合患者的职业训练以及适当的环境改造等。

（三）康复辅具使用

采用特殊鞋袜以减轻足部压力，如足前部损伤可以采用只允许足后部步行的装置来减轻负荷，即"半鞋"或"足跟开放鞋"。糖尿病足溃疡可使用全接触式支具或特殊的支具靴，即把足装入固定型全接触模型，该模型不能移动，可以减轻溃疡部分压力。对于步行障碍的患者还可以使用拐杖或轮椅，截肢患者则可根据情况安装假肢，以改善步行功能。

（四）心理治疗

糖尿病是一种慢性疾病，病程长，患者常会出现各种心理障碍，从而影响患者的情绪，不利于病情的稳定。糖尿病患者在疲劳、焦虑、失望和激动时，可见血糖升高，对胰岛素需要量增加；在应激状况下，肾上腺素、去甲肾上腺素分泌增多，胰岛素的分泌受抑制，致使血胰岛素水平下降，血糖升高。糖尿病足溃疡经久不愈以及对步行功能的影响，严重影响患者的日常生活、工作和社会交往，加之对截肢的恐惧，给患者带来沉重的心理负担，因此，在治疗糖尿病的同时，必须重视心理康复治疗，具体方法如下。

1. 支持疗法

是心理治疗的基础，其主要目标是支持患者渡过心理危机，引导患者有效地去适应面对的困难。

2. 分析疗法

是通过有计划、有目的地与糖尿病患者进行交谈，听取患者对病情的叙述，帮助患者对糖尿病有一个完整的认识，建立战胜疾病的信心。

3. 集体疗法

是以集体为对象而施以心理治疗。一般由医务人员讲解糖尿病的有关知识，然后组织患者讨论，并邀请疗效较好的患者做经验介绍，通过患者的现身说法，起到示范作用。集体心理疗法一般每周2~3次，每次1小时，以3~4周为一疗程，个别患者必要时可重复一疗程。

4. 家庭心理疗法

其特点在于把着眼点放在整个家庭系统上，让每一个成员都能理解、支持、同情、体贴、爱护和帮助患者，消除患者精神上的压力，减轻躯体痛苦。尤其对于一些心理病态的儿童，治疗患儿的母亲甚至比治疗患儿本身更为重要。

5. 生物反馈疗法和音乐疗法

生物反馈疗法借助肌电或血压等生物反馈训练，放松肌肉，同时消除心理紧张，间接地有利于血糖的控制。音乐疗法通过欣赏轻松、愉快的音乐，消除烦恼和焦虑，缓解心理障碍。

（五）其他治疗

1. 饮食治疗

饮食治疗是按照生理需要定出总热量和均衡的各种营养成分，定时、定量、定餐，以便促进胰岛功能的恢复。成人糖尿病患者每天每千克标准体重所需热量见表7-2，标准体重可运用公式：标准体重（kg）=身高（cm）-105粗略计算。比较合理的饮食结构为：碳水化合物的摄入量占总热量的50%~60%；脂肪量一般按每天每千克体重0.6~1.0 g计算，热量不超过全天总热量的30%；蛋白质的量按成人每天每千克体重0.8~12 g计算，约占总热量的15%。此外还应包括丰富的食物纤维。通常早、中、晚三餐的热量分配为1/3、1/3、1/3或1/5、2/5、2/5；或分为四餐：即1/7、2/7、2/7、2/7。可按生活饮食习惯、用药情况及病情控制情况做必要的调整。

表7-2 成人糖尿病患者每天每千克标准体重所需热量

单位：kJ/（kg·d）[kcal/（kg·d）]

劳动强度	消瘦	正常	肥胖
轻体力劳动	147（35）	126（30）	84~105（20~25）
中体力劳动	160（38）	147（35）	126（30）
重体力劳动	160~210（38~50）	160（38）	147（35）

2. 药物治疗

主要指口服降糖药和运用胰岛素。目前常用的口服降糖药大致分为3类：促胰岛素分泌剂、胰岛素增敏剂和 α - 葡萄糖苷酶抑制剂。在这 3 类药物中促胰岛素分泌剂可以引起低血糖反应，而后两类一般不引起低血糖反应。促胰岛素分泌剂主要包括磺脲类和格列奈类，主要产品分别有格列奇特和瑞格列奈；胰岛素增敏剂目前包括双胍类和噻唑烷二酮类，主要产品分别有二甲双胍和吡格列酮；α - 葡萄糖苷酶抑制剂，主要产品有阿卡波糖（拜糖平）和米格列醇。胰岛素则分短效、中效、长效及预混胰岛素 4 类。

3. 手术治疗

可明显改善肥胖伴 2 型糖尿病患者的血糖控制，甚至可以使一些糖尿病患者的糖尿病症状"缓解"，目前临床上逐步将手术治疗作为伴有肥胖的 2 型糖尿病患者治疗方法之一，尤其对药物控制不理想、严重肥胖的 2 型糖尿病患者有治疗价值。常用的手术方法有"腹腔镜下可调节胃束带术"和"腹腔镜胃旁路术"等。糖尿病足晚期可考虑血管重建、皮肤移植等，经上述所有治疗无效而严重缺血坏死的肢体可考虑截肢。

4. 自我血糖监测

可为糖尿病患者和保健人员提供一种动态数据，为调整药物剂量提供依据。通常使用便携式血糖仪测定患者血糖水平。

五、功能结局

糖尿病患者如血糖控制良好，则病情进展缓慢，临床各器官的并发症较少，症状较轻，对患者的日常生活活动、工作及社交活动影响较小。如血糖长期控制不佳，其眼、肾、心、脑及血管和神经的并发症不仅明显影响患者各器官和组织的功能，有些还可能直接成为糖尿病患者死亡的主要原因。糖尿病性冠心病临床症状多不典型，但以无痛性心肌梗死多见，病死率高，占糖尿病总病死率的 50%。糖尿病性脑血管病是糖尿病致死、致残的主要原因之一，临床上易继发脑梗死和脑出血，常有运动障碍、言语功能障碍及认知功能障碍等。糖尿病性视网膜病变最终将导致失明，占失明患者总数的 9%。糖尿病性肾病可发展为肾衰竭，占新发的终末期肾病的 35%。糖尿病足如控制不好，最终的结局可导致慢性溃疡乃致截肢，占非创伤性截肢患者的 50% 以上。而糖尿病对性功能的影响将导致阳痿。此外，糖尿病本身也可影响记忆力、言语功能和认知功能，部分患者可发展为老年性痴呆。

六、健康教育

健康教育是糖尿病康复治疗成败的关键，良好的健康教育可充分调动患者的主观能动性，积极配合治疗，有利于疾病控制达标，防止各种并发症的发生和发展。糖尿病健康教育包括知、信、行 3 个方面，知是掌握糖尿病知识，提高对疾病的认识；信是增强信心，坚信糖尿病通过科学合理的治疗是可以控制的；行则是通过认知行为治疗将健康的生活方式落实到患者的日常生活活动中去。通过健康教育使患者自觉地执行康复治疗方案，改变不健康的生活习惯（如吸烟、酗酒、摄盐过多、过于肥胖、体力活动太少等），控制危险因素和疾病的进一步发展。糖尿病健康教育的具体内容包括疾病知识、饮食指导、运动指导、药物指导、胰岛素使用方法、血糖自我监测、糖尿病日记、糖尿病足等并发症的预防及应急情况的处理等。

对病程 5 年以上、血糖控制不佳的糖尿病或以往有足部溃疡史的患者，当发现足背动脉搏动减弱，或有下肢缺血，感觉迟钝、麻木、疼痛，间歇性跛行等症状时，应行相应的检查。即使无糖尿病足，也要坚持每年 1 次的足部检查。对拟诊或已确诊者，应选择合适的鞋袜，避免赤足行走或锻炼；注意保持足部的清洁、温暖、润滑，洗脚水的温度应低于 37 ℃；取暖、热疗时要防止烫伤；小心修剪指甲，不要自行修剪胼胝；积极治疗足部皮肤破损；每天坚持直腿抬高、提脚跟、足趾的背伸跖屈运动等小腿及足部运动，改善下肢血液循环。

（刘守泉）

第二节　甲状腺功能亢进症

甲状腺功能亢进症简称甲亢，是指多种原因导致的甲状腺激素分泌过多，引起以神经、循环、消化等系统兴奋性增高和代谢亢进为主要表现的一组临床综合征。甲亢可分为原发性甲亢、继发性甲亢、高功能腺瘤 3 种。其病因主要是弥漫性毒性甲状腺肿（Graves 病）、多结节性毒性甲状腺肿和甲状腺自主高功能腺瘤（Plummer 病）。主要表现为心动过速、多食、消瘦、心跳加快、怕热、多汗、易激动和甲状腺肿大，严重病例可同时或先后出现突眼症状。临床上以 Graves 病伴甲状腺功能亢进和多结节性毒性甲状腺肿伴甲状腺功能亢进为多见，约占甲亢患者的 90%。甲亢带有明显的家族性，多数认为是自身免疫性疾病，可发生于任何年龄，但以青年女性最多见，男女发病比约为 1 :（4~6）。

一、临床表现

（一）症状与体征

1. 高代谢综合征

甲状腺激素分泌增多导致交感神经兴奋性增高和新陈代谢加速，患者常有疲乏无力、怕热多汗、皮肤潮湿、多食善饥、体重显著下降等。

2. 神经精神系统表现

多言好动、紧张焦虑、焦躁易怒、失眠不安、思想不集中、记忆力减退，手和眼睑震颤。

3. 心血管系统表现

心悸气短、心动过速、第一心音亢进，收缩压升高、舒张压降低，脉压增大。合并甲状腺毒症心脏病时，出现心动过速、心律失常、心脏增大和心力衰竭。

4. 消化系统表现

稀便、排便次数增加。重者可以有肝肿大、肝功能异常，偶有黄疸。

5. 肌肉骨骼系统表现

主要是甲状腺毒症性周期性瘫痪（thyrotoxic periodic paralysis，TPP）。TPP 在 20~40 岁亚洲男性好发，诱因包括剧烈运动、高碳水化合物饮食、注射胰岛素等，病变主要累及下肢，有低钾血症，TPP 病程呈自限性，甲亢控制后可以自愈。

6. 造血系统表现

外周血淋巴细胞比例增加，单核细胞增加，但是白细胞总数降低，可以伴发血小板减少性紫癜。

7. 生殖系统表现

女性月经减少或闭经；男性阳痿，偶有乳腺增生（男性乳腺发育）。

8. 甲状腺肿大

多数患者有程度不等的甲状腺肿大。甲状腺肿大为弥漫性、对称性，质地不等，无压痛。甲状腺上下极可触及震颤，闻及血管杂音，少数病例甲状腺可以不肿大。

（二）实验室检查

甲状腺功能包括血清甲状腺激素测定。三碘甲状腺原氨酸（T_3）、甲状腺素（T_4）、血清游离甲状腺素（FT_4）与游离三碘甲状腺原氨酸（FT_3）是实现该激素生物效应的主要部分，直接反映甲状腺功能状态。正常情况下，血清 T_3 与 T_4 的比值小于 20。甲亢时 TT_3 增高，T_3 与 T_4 的比值也增高；T_3 型甲状腺毒症时仅有 TT_3 增高。血清总甲状腺素（TT_4）稳定、重复性好，是诊断甲亢的主要指标。血清促甲状腺激素（TSH）浓度的变化是反映甲状腺功能最敏感的指标。TSH 受体抗体（TRAb）是鉴别甲亢病因、诊断 Graves 病的指标之一。

（三）诊断标准

典型病例根据症状和体征即可确立甲亢的诊断。不典型的病例主要依靠检测 FT_4、TT_3、FT_3、TSH 等确立诊断。

二、康复评定

（一）生理功能评定

1. 运动功能评定

采用 MMT 和 ROM 方法。

2. 体格评定

甲亢患者采用身体质量指数（BMI）来评定患者的身体消瘦程度，BMI = 体重（kg）/［身高（m）］^{2}。

3. 心功能障碍评定

甲亢性心脏病的心功能分级和代谢当量相对应，可以指导患者的日常生活和运动。

（1）心功能分级。

Ⅰ级：平时无自觉症状，可适应一般体力活动，仅在剧烈运动或过度疲劳时才有心悸和呼吸困难，代谢当量 ≥7。

Ⅱ级：轻度活动无不适，中度活动时出现心悸、疲劳和呼吸困难，心脏常有轻度扩大，5 ≤ 代谢当量 <7。

Ⅲ级：轻度活动时迅速出现心悸、疲劳和呼吸困难，心脏有中度增大，下肢水肿，2 ≤ 代谢当量 <5。

Ⅳ级：静息时有呼吸困难和心悸，心脏明显扩大，水肿明显，代谢当量 <2。

（2）主观劳累分级（rating of perceived exertion，RPE）：由瑞典心理学家伯格（Borg）提出，有十级和十五级分法，现多用十级改良法（伯格测量表改良版），见表 7-3。患者指导语："这是一个询问您气短程度的测量表，0 分代表呼吸时完全没有气短（呼吸困难）的感觉，随着分数增加，气短（呼吸困难）程度上升，10 分代表呼吸时气短程度达到最大极限，那么，现在您觉得呼吸有多困难？"

表 7-3　伯格测量表改良版

级别	程度	级别	程度
0	完全没有气短	5	严重
0.5	非常、非常轻微（刚发觉）	6	
1	非常轻微	7	非常严重
2	轻微	8	
运动训练区域			
3	中度	9	非常、非常严重（几乎最大极限）
4	有点严重	10	最大极限

（二）心理功能评定

对患者进行心理测查，了解其焦虑、抑郁、情感冲突等心理及情绪障碍的情况。

（三）日常生活活动能力评定

ADL 评定采用改良 Barthel 指数评定表。

（四）社会参与能力评定

主要进行生活质量评定、劳动力评定和职业评定。

三、功能障碍

（一）生理功能障碍

1. 运动功能障碍

由于分解代谢增强，以致肌肉等软组织过多的消耗而消瘦软弱，另外，甲亢可引起肌无力、肌病和周期性瘫痪，都可导致运动功能障碍。

2. 言语及吞咽功能障碍

急性甲亢性肌病或甲亢伴急性延髓麻痹罕见，起病急，数周内可发生言语与吞咽困难，并可导致呼吸肌麻痹。

3. 心脏功能障碍

由于代谢亢进，甲状腺激素过多的毒性作用，以及心脏血管对儿茶酚胺的敏感性增强，患者感心悸、气急，活动后加重，老年人可出现心绞痛和心力衰竭症状。

（二）心理功能障碍

甲状腺功能亢进症患者易怒，好与人争吵，神经质，焦虑、失眠、猜疑，偶尔可出现幻觉、躁狂或抑郁状态。

（三）日常生活活动能力受限

甲状腺功能亢进症多有运动功能障碍和心功能障碍，影响患者的行走、个人卫生及购物等日常生活能力。

（四）社会参与能力受限

上述功能障碍最终会影响患者的生活质量、劳动、就业和社会交往等能力，使得患者不能正常扮演原有的社会角色。

四、康复治疗

甲亢的康复治疗应该是全面的治疗，包括临床抗甲状腺药物治疗、放射性^{131}I治疗、手术治疗、运动治疗、心理治疗、营养饮食治疗、教育治疗，以及针对原发疾病的治疗。甲亢康复治疗的基本目标是改善甲亢患者的身心、社会、职业功能障碍，使患者能回归社会，劳动就业，经济自主，提高生活质量。

（一）物理治疗

1. 物理因子治疗

甲亢性眼肌麻痹常与突眼并存，早期可用无热量超短波解除临床症状，15分钟，每日1次，10~15次为一疗程。对于甲亢引起肌无力、肌病和周期性瘫痪，可采用低频脉冲电、干扰电治疗，促进肌力恢复，减少肌肉萎缩，20分钟，每日1次，15次为一疗程。对于甲亢性局部黏液性水肿可采用红光疗法、He-Ne激光疗法、石蜡疗法、气波压力疗法等，改善局部血循环，减轻局部水肿。

2. 运动治疗

甲亢性心脏病的运动治疗应根据心功能的评定决定运动的方式和强度。但甲亢患者的心率本身就快，所以采用心率作为运动训练强度的指征不完全可靠，联合采用代谢当量和主观劳累分级的方法比较合理。

Ⅰ级：最大METs为6.5，主观劳累计分为13~15，可采用医疗步行、踏车、腹式呼吸、气功、太极拳、放松疗法、医疗体操等活动方法。

Ⅱ级：最大METs为4.5，主观劳累计分为9~11，可采用医疗步行、踏车、腹式呼吸、气功、太极拳、放松疗法、医疗体操等活动方法，但活动强度应明显较小，活动时间不宜过长，活动时的心率增加一般不超过20次/分。

Ⅲ级：最大METs为3.0，主观劳累计分为7，以静气功、腹式呼吸、放松疗法为宜，可做不抗阻的简单四肢活动，活动时间一般为数分钟。活动时心率增加不超过10~15次/分。每次运动的时间可以达到30分钟，每周至少活动3次。

Ⅳ级：最大METs为1.5，只做不增加心脏负荷的静气功、腹式呼吸和放松疗法之类的活动，可做四肢被动活动。活动时心率和血压一般无明显增加，甚至有所下降。

（二）作业治疗

通过功能性作业、日常活动能力训练、适合患者能力的职业训练来提高患者生活质量，争取早日重返社会。

（三）康复辅具使用

对于甲亢性浸润性突眼，戴黑眼镜防止强光与尘土刺激眼睛，睡眠时用抗生素眼膏并且佩戴眼罩，以免角膜暴露而发生角膜炎。

（四）心理治疗

引起甲亢的原因是多方面的，但长期的情绪压抑或受到精神刺激容易诱发此病。因此，要保持乐观、豁达的心态对待周围的事物，应尽量保持工作环境的宽松，维持家庭生活的和睦，尽量给自己减压。通过心理治疗解除患者的症状，提供心理支持，重塑人格系统。

（五）药物及其他治疗

药物是治疗甲亢的主要措施。甲亢属于中医学"瘿气"范畴。中医认为本病的病因主要因为剧烈的精神刺激，或长久的情志抑郁。必要时可用针灸疗法配合中药治疗。

（六）康复护理

1. 一般护理

为患者创造安静、舒适、和谐、卫生的休息环境，根据病情指导患者合理活动与休息，充分休息，避免劳累，以降低机体代谢率。关心体贴患者，稳定患者情绪，防止病情加重。

2. 饮食护理

保证患者营养供应，促进体重恢复。给予高蛋白、高热量、富含维生素饮食，补充足量水分。

3. 对症护理

（1）甲状腺危象的护理：甲状腺危象是甲亢患者致命的并发症，护理时要严密观察病情变化，检测生命体征，评估意识变化，记录 24 小时出入量。安置患者于安静、偏低温的环境，避免各种刺激。体温过高者迅速物理降温，建立静脉通路，按照医嘱及时给予药物治疗。

（2）眼部护理：让患者佩戴有色眼镜以防光线刺激和灰尘、异物侵害，经常用眼药水湿润眼睛避免干燥，睡觉休息时抬高头部使眶内血液回流减少，减轻球后水肿。

五、功能结局

大部分甲亢患者经积极的康复治疗后对生理功能、心理功能、ADL 能力及职业能力不会产生影响，预后良好。只有部分病例会遗留视力障碍、心脏功能障碍而影响 ADL 能力。也有严重的患者发生甲亢危象、心力衰竭造成死亡的结局。

六、健康教育

（一）饮食起居

饮食原则：三高一忌一适量，指高能量、高蛋白、高维生素饮食，忌碘饮食，适量给予钙、磷补充。人体高热量精确法（英制）男性（女性）如下。

11～17 岁：体重（磅）×11（9）＝基本热量（千卡）；

18～30 岁：体重（磅）×7（6.5）＋680（450）＝基本热量（千卡）；

31～60 岁：体重（磅）×5（4）＋830（830）＝基本热量（千卡）；

60 岁以上：体重（磅）×6（5）＋490（600）＝基本热量（千卡）。

利用上列公式算出每天摄取热量，再根据日常食物所含热量规划每餐的分量，就可以有效控制体重。甲亢患者代谢率增高，能量消耗增多，应适当增加主食量，多吃瘦肉和鱼，每天 1 个鸡蛋，1 杯牛奶（200 mL）。出汗多时，应多饮水，每天宜 1 500～2 000 mL。另外，还要多吃新鲜蔬菜、水果，戒烟酒，不喝咖啡、浓茶，应尽量少吃或不吃含碘食物，保证足够的休息。在疾病的急性期，最好能在家休息。在稳定期，可以在安静、舒适的工作环境中从事轻体力工作。

（二）自我运动训练

为激发患者的情绪，鼓励患者多到户外参加文体活动，尤其是集体活动，如各种球类运动、交谊舞、扭秧歌等全身运动，也可做气功、健美操。

（三）休闲性作业活动

保持放松、愉快的心情。尽量做到遇事不怒，有苦闷心情时要及时向亲属、好友诉说，缓解紧张心情。也可以采用倾听舒缓的音乐及养花、刺绣等活动来控制易怒的情绪。

（四）治疗注意事项

强调抗甲状腺药物长期服用的重要性，服用抗甲状腺药物患者应每周查血象 1 次。每日清晨卧床时自测脉搏，定期测量体重，脉搏减慢、体重增加是治疗有效的重要标志。

（杨世喜）

第三节　甲状腺功能减退症

甲状腺功能减退症简称甲减，是由于多种原因引起的甲状腺激素的合成、分泌或生物效应不足而引起的一种综合征。其病理特征是机体代谢率降低，黏多糖在组织和皮肤堆积，表现为黏液性水肿。国外报道临床甲减患病率为 0.8% ~ 1.0%，发病率为 3.5/1 000，我国学者报道的临床甲减患病率是 1.0%，发病率为 2.9/1 000。甲减根据年龄不同分为克汀病（在胎儿期或新生儿期内发病并伴有智力和体格发育障碍）、成人型甲减（以黏液性水肿为主要特征）、幼年型甲减（介于克汀病和成人型甲减之间）。根据病变发生部位不同分为原发性甲减、垂体性甲减、下丘脑性甲减及甲状腺素受体抵抗，其中原发性甲减约占 90% ~ 95%，主要见于先天性甲状腺阙如、弥漫性淋巴细胞性甲状腺炎、亚急性甲状腺炎、甲状腺破坏性治疗后、甲状腺激素合成障碍、药物抑制、浸润性损害等。此病的发生常与情绪刺激、饮食不当有关。本节主要阐述成人型甲减。

一、临床表现

（一）症状与体征

1. 一般表现

临床多见易疲劳、怕冷、体重增加、记忆力减退、反应迟钝、嗜睡、精神抑郁、便秘、月经不调、肌肉痉挛等。体检可见表情淡漠，面色苍白，皮肤干燥发凉、粗糙脱屑，颜面、眼睑和手部皮肤水肿，声音嘶哑，毛发稀疏，眉毛外 1/3 脱落。由于高胡萝卜素血症，手脚皮肤呈姜黄色。

2. 肌肉与关节表现

肌肉乏力，暂时性强直、痉挛、疼痛，咀嚼肌、胸锁乳突肌、股四头肌和手部肌肉可有进行性肌萎缩。

3. 心血管系统表现

心肌黏液性水肿导致心肌收缩力下降、心动过缓、心输出量下降。心电图显示低电压。由于心肌间质水肿、非特异性心肌纤维肿胀、左心室扩张和心包积液导致心脏增大，有学者称为甲减性心脏病。冠心病在本病中高发，10% 患者伴发高血压。

— 114 —

4. 血液系统表现

可导致贫血，常见原因如下：①甲状腺激素缺乏引起血红蛋白合成障碍；②肠道吸收铁障碍引起铁缺乏；③肠道吸收叶酸障碍引起叶酸缺乏；④恶性贫血与自身免疫性甲状腺炎伴发的器官特异性自身免疫病有关。

5. 消化系统表现

厌食、腹胀、便秘，严重者出现麻痹性肠梗阻或黏液水肿性巨结肠。

6. 内分泌系统表现

女性常有月经过多或闭经。长期严重的病例可导致垂体增生、蝶鞍增大。部分患者血清催乳素水平增高，发生溢乳。原发性甲减伴特发性肾上腺皮质功能减退和1型糖尿病属自身免疫性多内分泌腺体综合征的一种，称为 Schmidt 综合征。

7. 黏液性水肿

表情淡漠，面容虚肿苍白，皮肤粗糙、少光泽、多鳞屑和角化，毛发干燥、稀疏、脱落。指甲生长缓慢，厚而脆，表面常有裂纹。眼裂狭窄，可伴有轻度突眼。鼻、唇增厚，发音不清，言语缓慢，语调低哑。黏液性水肿昏迷见于病情严重的患者，多在冬季较寒冷时发病。诱因为严重的全身性疾病、甲状腺激素替代治疗中断、寒冷、手术、麻醉和使用镇静药等。临床表现为嗜睡、低体温（<35℃）、呼吸徐缓、心动过缓、血压下降、四肢肌肉松弛、反射减弱或消失，甚至昏迷、休克、肾功能不全，可危及生命。

8. 神经精神系统表现

轻者记忆力、注意力、理解力和计算力减退，反应迟钝，嗜睡，精神抑郁。重者多痴呆、幻想、木僵或惊厥。

（二）实验室检查

1. 一般检查

（1）血红蛋白检查：甲状腺素不足影响促红细胞生成素的合成，可致轻中度正常细胞正常色素性贫血；由于月经量多而致失血及铁缺乏可引起小细胞低色素性贫血；少数由于胃酸减少，内因子、维生素 B_{12} 和叶酸缺乏可致大细胞性贫血（恶性贫血）。

（2）生化检查：原发性甲减患者的血总胆固醇常升高而继发性者正常或偏低。三酰甘油和 LDL - C，HDL - C 降低。同型半胱氨酸增高，血清 CK、LDH 增高，血液中 β 胡萝卜素增高。尿17 - 酮、17 - 羟皮质激素降低。糖耐量呈扁平曲线。

（3）心功能检查：心肌收缩力下降，射血分数减低，左室收缩时间间期延长。心电图低电压、窦性心动过缓、T 波低平或倒置，偶见 P - R 间期延长。有时可出现房室分离、Q - T间期延长等。

（4）影像学检查：部分患者蝶鞍增大。心影弥漫性增大，可伴心包或胸腔积液。甲状腺核素扫描检查可发现异位甲状腺（舌骨后、胸骨后、纵隔内和卵巢甲状腺等）。先天性一叶甲状腺阙如者的对侧甲状腺因代偿而显像增强。

2. 实验室检查

血清 TSH 增高，TT_4、FT_4 降低是诊断本病的必备指标。在严重病例血清 TT_3 和 FT_3 减低。亚临床甲减仅有 TSH 增高，但是血清 T_4 或 T_3 正常。慢性淋巴细胞性甲状腺炎的血清 TgAb 和 TPOAb 明显升高。

3. 动态试验

（1）促甲状腺素释放激素（Thyrotropin – Releasing Horone，TRH）兴奋试验：静脉注射 TRH 后，血清 TSH 不增高者提示为垂体性甲减；延迟增高者为下丘脑性甲减；血清 TSH 在增高的基础值上进一步增高提示原发性甲减。

（2）过氯酸钾排泌碘试验：阳性见于 TPO 缺陷所致甲减和 Pendred 综合征。

4. 病理学检查

当甲状腺肿大或存在明显甲状腺结节时，可做甲状腺穿刺活检明确其病理诊断。

5. 分子生物学检查

当高度疑为遗传性甲减时，可用 TSH 受体基因、T_3 受体基因、TPO 基因、NIS 基因等的突变分析来确定其分子病因。

（三）诊断标准

甲减的功能和定位诊断除症状和体征外，主要依靠检测 TT_4、FT_4、TT_3、FT_3、TSH。定位诊断主要依靠 TSH 以及 TRH 兴奋试验等确立诊断。病因诊断则根据病史、体格检查、抗甲状腺自身抗体、病理检查、分子生物学检查等确立诊断。

二、康复评定

（一）生理功能评定

1. 运动功能评定

采用 MMT 和 ROM 方法。

2. 心功能障碍评定

参加本书第七章第二节相关内容。

（二）心理功能评定

对患者进行心理测试，了解其焦虑、抑郁、情感冲突等心理及情绪障碍的情况。

（三）日常生活活动能力评定

ADL 评定采用改良巴氏指数评定表。

（四）社会参与能力评定

常需评定社会生活能力、就业能力和生活质量。

三、功能障碍

（一）生理功能障碍

1. 运动功能障碍

患者共济失调，腱反射迟钝，肌肉软弱无力、疼痛、强直，可伴有关节病变如慢性关节炎。

2. 心功能障碍

患者心动过缓，心输出量减少，血压低，有时可伴有心包积液和胸腔积液。重症者发生黏液性水肿性心肌病，出现心功能障碍。

（二）心理功能障碍

患者记忆力减退，反应迟钝，智力低下，重者可痴呆，出现智力障碍。由于病程长，患者的心理承受能力下降，导致心理功能障碍。

（三）日常生活活动能力受限

运动功能障碍和心功能障碍，影响患者的行走、个人卫生及购物等日常生活能力。

（四）社会参与能力受限

上述功能障碍最终会影响患者的生活质量、劳动、就业和社会交往等能力。

四、康复治疗

甲减康复治疗的基本目标是使患者能够生活自理，回归社会，劳动就业，经济自主。由于疾病严重，不能达到上述目标的，增进患者的自理程度，保持现有功能或延缓功能衰退，改善身心、社会、职业功能障碍，使患者在某种意义上能像正常人一样过着积极而有意义的生活。根据康复评定结果，首先确立临床诊断，遵行在临床基础治疗的基础上，辅以对症治疗，早期介入康复治疗的原则。

（一）物理治疗

1. 物理因子治疗

对于甲减出现的黏液性水肿可用无热量的超短波、红外线、弱红斑量紫外线照射治疗，促进血液、淋巴循环，减轻水肿。对于甲减出现的肌肉与关节系统的症状可用调制中频、超声波、蜡疗、磁疗，解除肌肉、关节疼痛，促进关节腔积液的吸收。

2. 运动治疗

甲减是甲状腺激素合成与分泌不足而致的全身性疾病，导致多系统的功能障碍，因此适量合理的运动可改善疾病的临床症状，促进功能恢复。实施运动治疗可增强肌肉力量、肌肉耐力和肌肉协调性，保持及恢复关节的活动度，促进运动系统的血液和淋巴循环，消除肿胀和疼痛等。运动增进食欲，促进胃肠蠕动，防治便秘的发生，对精神、心理也有良好的作用。运动方式以步行、慢跑、伸展运动和健身操为主。根据年龄、性别、体力等不同情况逐步增加运动时间和运动强度。一般采取中、低等运动强度，运动锻炼的时间从 15~45 分钟不等。

（二）作业治疗

通过有治疗目的的作业活动，改善躯体功能，改善心理状态，提高日常生活活动能力和生活自理程度，提高职业技能，达到自理、自立，提高患者生活质量，早日重返家庭和社会。根据病情，主要选择集体活动。休闲娱乐活动可克服孤独感，恢复社会交往，培养重返社会的意识。ADL 训练每日 1 次，每个项目 30 分钟，每周 4 次，长期坚持。

（三）康复辅具使用

甲减患者肌肉软弱无力、疼痛、强直，可伴有关节病变如慢性关节炎，康复工程在甲减中的应用主要涉及矫形器和辅助器具，具有固定止痛、防止和矫正畸形的作用。对下肢疼痛、行走困难的患者使用拐杖或轮椅改善其步行功能和社会交往能力。

（四）心理治疗

甲减患者会出现人格的改变和社交障碍，不愿与人交往，在社交场所有局促不安感。关心患者，多与患者交谈，谈论患者感兴趣的话题。鼓励患者参加娱乐活动，调动其参加社交活动的积极性。嘱患者听活泼欢快的乐曲，使其心情愉快。嘱亲友探视患者，使其感到温暖与关怀，以增强自信心。

（五）药物或其他治疗

甲减可用甲状腺制剂终身替代治疗。早期轻型病例以口服甲状腺片或左旋甲状腺素为主。甲状腺片开始剂量为 20～40 mg/d，每周增加 20 mg/d，直至见效。一般先见水肿消退，然后其他症状相继改善或消失。获得满意疗效后，寻找合适的维持量，长期服用。中、晚期重型病例除口服甲状腺片或左旋甲状腺素外，需对症治疗，如升压、给氧、输液、控制感染、控制心力衰竭等。

（六）康复护理

应注意针对甲减患者的共济失调、肌肉无力、疼痛等症状，嘱患者防跌倒、防撞击伤以及采取相应的疼痛护理措施。对于存在黏液性水肿的患者，促进水肿消退的护理措施也需教给患者，心理治疗也不容忽视。

五、功能结局

呆小病和幼年型甲减的预后不良，因此必须强调早期诊断和早期治疗，积极推广新生儿甲状腺功能普查可明显改善呆小病的预后。大部分成人型甲减患者经过积极的甲状腺制剂终身替代治疗，对生理功能、心理功能、ADL 能力及职业能力不会产生影响，预后良好。只有部分病例不遵守医嘱会引起甲减的症状加重，严重时可出现昏迷，最后导致多系统功能衰竭，造成死亡的结局。

六、健康教育

（一）饮食起居

因甲减患者代谢率减慢，组织消耗减少，活动量减少，排便次数减少，每 2～3 日或更长时间排便一次，粪质干硬，常伴有排便困难感，可发生肛裂，同时可伴有排便时肛门疼痛，腹胀及下腹部疼痛。应鼓励患者进行活动，以刺激肠蠕动，促进排便。提高饮食中纤维素的含量，多吃含纤维素高的饮食，如玉米面、荞麦面、豆类、芹菜、蒜苗、萝卜、香蕉等。采用食疗方法，可用蜂蜜 60 g，麻油 30 mL，加糖或盐少许，开水冲服，早、晚各 1次，或晨起空腹饮用白开水 500 mL。

（二）自我运动训练

宜多到户外参加文体活动，如各种球类运动、跳舞、扭秧歌等全身运动，也可做气功、健美操。早晚按摩甲状腺，每次 10 分钟。

（三）休闲性作业活动

要鼓励患者多参加社交活动，减少人格障碍的产生，也可以听听优雅动听的音乐，养养花等。

（四）日常生活活动注意事项

在治疗的过程中，要坚持服药，定期复查，以保证治疗效果。告诉患者，只要终身坚持服药，对其寿命、生活质量不会造成任何影响。消除患者的心理顾虑，促进其全面康复，最后重返社会。

（陈　丹）

第四节　肥胖症

肥胖症是由各种原因引起机体能量供需失调，饮食中能量的摄入多于能量的消耗，以致过剩的能量以脂肪形式贮存于体内所致。根据病因可将肥胖分为单纯性及继发性两类。单纯性肥胖是指无明显内分泌与代谢性疾病，但伴有脂肪、糖代谢调节障碍的一类肥胖，此类肥胖最为常见。单纯性肥胖分为体质性肥胖和获得性肥胖两种。体质性肥胖常为幼年期起病，常与婴幼儿时期营养过度有关，如采用饮食控制等治疗不易见效，对胰岛素不敏感。获得性肥胖又称营养性肥胖，多于成年后起病，常由于营养过度、体力活动减少所致，此型肥胖饮食控制效果较好，对胰岛素较敏感。肥胖的病因迄今尚未阐明，但与遗传、中枢神经系统、饮食习惯、内分泌因素、热量产生异常等有关。肥胖可见于任何年龄，以 40～50 岁为多，女性多于男性。20 岁以下或 60 岁以上发病人数较少。新生儿体重超过 3.5 kg，特别是母亲患有糖尿病的超重新生儿有发生肥胖症的可能。儿童生长发育期营养过度，可出现儿童肥胖症。生育期妇女经妊娠及哺乳之后，可有不同程度肥胖。男性 40 岁以后、妇女绝经期，往往有体重增加，出现不同程度的肥胖。

一、临床表现

（一）症状和体征

肥胖症初期自觉症状不明显，随着肥胖加重，会出现循环系统和呼吸系统症状，表现为体力劳动时易疲劳、心悸、气短，严重时出现心肺功能衰竭。患者因体重增加，可引起腰痛、关节痛。肥胖患者常有便秘或腹胀，易患脂肪肝和胆结石，肾结石的发生率也较高。按脂肪组织的分布，通常分为两种体型，即男性型和女性型。中心性肥胖症脂肪主要分布在腹腔和腰部，多见于男性，故又称内脏型、苹果型、男性型。另一类多见于女性，脂肪主要分布在腰以下，如小腹部、臀部、大腿，称为梨型、女性型。肥胖症患者可因体型而引起自卑感、焦虑、抑郁等身心相关问题。与肥胖症密切相关的一些疾病如心血管病、高血压、糖尿病等的患病率和病死率随之增加。肥胖症的并发症有睡眠呼吸暂停综合征、静脉血栓等，并增加麻醉和手术的危险性。此外，肥胖症患者恶性肿瘤发生率较高。如肥胖女性的子宫内膜癌、胆囊癌、胆道癌以及绝经后乳腺癌，肥胖男性的结肠癌、直肠癌和前列腺癌，发生率均较非肥胖者高。肥胖症患者因长期负重易患腰背痛、关节痛。皮肤皱褶易发生皮炎、擦伤，并容易合并化脓性或真菌感染。

（二）实验室检查

常伴有空腹及餐后高胰岛素血症，对胰岛素不敏感，患者糖耐量常减低，三酰甘油、极低密度脂蛋白胆固醇常增高，血糖及血氨基酸均有增高倾向。

二、康复评定

对肥胖症患者的康复评价，除观察体脂消长外，还可进行体力评价，为此常做肌力测试。同时由于肥胖症患者常存在心肺功能的相对不足，所以心肺功能评价也有实际意义。

（一）生理功能评定

1. 运动功能评定

（1）肌力评定：可选择有代表性的各组肌群进行肌力和耐力的测试。如上肢肘关节屈、伸肌力和肩关节屈、伸、外展肌力，下肢膝关节屈、伸肌力和踝关节背屈、跖屈肌力，握力、腹肌力、背肌力等。

（2）心功能评定：运动试验除可作为评价肥胖症患者心功能及体力活动能力的指标外，也可作为肥胖症患者运动处方及康复治疗疗效评定的依据。有些并发隐性冠心病的肥胖症患者，可通过运动试验早期发现。适合肥胖症患者的运动试验方法一般为分级运动负荷试验，如亚极量运动试验或症状限制性运动试验等。

（3）肺功能评定：通过测试肺活量、潮气量、最大自主通气量、通气贮备量百分比等各项指标，以判断肥胖症患者的肺功能情况。

2. 临床评定

（1）体重指数：根据身高与体重的关系推算标准体重。1997 年公布正常 BMI 为 18.5 ~ 24.9，≥25 为超重，≥30 为超重。其中 30 ~ 34.9 为 1 度肥胖，35 ~ 39.9 为 2 度肥胖，≥40 为 3 度肥胖。2003 年《中国成人超重和肥胖症预防控制指南（试用）》以 BMI ≥24 为超重，≥28 为肥胖。2004 年中华医学会糖尿病学分会建议代谢综合征中肥胖的标准定义为 BMI ≥25。

（2）相对标准体重：肥胖度 > 20% 为轻度肥胖，> 30% 为中度肥胖，> 40% 为重度肥胖。

（3）腰围：男性腰围 ≥85 cm 和女性腰围 ≥80 cm 为腹型肥胖症。

（4）腰臀围比：WHR > 0.9（男），> 0.8（女），则为中心性肥胖症，糖尿病、高脂血症、高血压、冠心病的发病率较高。

（5）皮脂厚度：成人三角肌外皮脂厚度及肩胛角下皮脂厚度相加，男性 > 4 cm，女性 > 5 cm 即可诊断为肥胖症。如能多处测量则更可靠。

（6）CT 或 MRI 测量：腹腔内脂肪面积 100 cm^2 作为判断腹腔内脂肪增多的切点。腹腔内脂肪和皮下脂肪面积比（V/S）：V/S ≥0.4 为内脏脂肪型肥胖症；V/S < 0.4，为皮下脂肪型肥胖症。

（二）日常生活活动能力评定

ADL 评定采用改良巴氏指数评定表。

（三）社会参与能力评定

主要进行生活质量评定、劳动力评定和职业评定。

三、功能障碍

（一）生理功能障碍

1. 运动功能障碍

由于体重增加，患者长期负重，膝、踝关节易发生退行性改变，出现关节疼痛，脊柱长期负荷过重，可发生退行性改变而引起腰腿痛。

2. 平衡协调功能障碍

严重的肥胖会影响平衡协调功能，表现为行走不稳，运动不协调，有跌倒倾向。

3. 心肺功能障碍

初期自觉症状不明显，随着肥胖加重，脂肪组织大量增加，血容量随之增加，加重了左心室负荷。腹部脂肪增多使膈肌上抬，使心脏血管位置发生改变并造成呼吸困难，加重右心室负荷，心脏扩大，出现心悸、心律不齐等症状。如果肥胖进一步加重，则可导致呼吸运动受限，肺通气和换气功能不足，二氧化碳潴留，出现呼吸性酸中毒。加上心脏负荷增加，心力衰竭，出现 Pickwickian 综合征（肺泡低换气综合征）。它是肥胖症的一种严重并发症，表现为呼吸困难，严重者出现神志不清、嗜睡或昏迷。另外，严重的肥胖症患者会出现舌后坠，引起呼吸睡眠暂停综合征。

（二）心理功能障碍

肥胖症对患者可成为一种消极的刺激，许多人（尤其是女性）因肥胖而产生各种消极的心理反应，包括自卑、焦虑、抑郁、情绪紊乱以及贬低自身形象等人格方面的问题。这些心理反应和由此导致的行为退缩、体力活动减少和多食，反过来又会加重肥胖程度。

（三）日常生活活动能力受限

由于体重的增加，以及由此引起的心肺、运动功能障碍等将严重影响患者日常生活能力。同时，由于患者有自卑心理，不愿意参加社会交往活动。

（四）社会参与能力受限

由于体型的限制，以及上述各种功能障碍，肥胖症患者不能从事自己喜欢的工作，最终会影响生活质量、劳动和就业。

四、康复治疗

肥胖症的康复治疗是一个长期而又艰苦的过程，基本目标是改善肥胖症患者身心，社会、职业功能，使其能够生活自理，回归社会，劳动就业，经济自主。基本方法是通过饮食控制以减少能量摄入，通过运动锻炼增加能量消耗，使机体所需能量维持在负平衡状态，并长期维持，以使体内过剩的脂肪组织转换成能量释放，逐步达到减少脂肪、减轻体重的目的。当体重减轻到理想体重后，保持能量摄入与消耗平衡，防止肥胖复发。肥胖症的治疗方法很多，但不论肥胖程度的轻重，饮食控制和运动治疗是肥胖症最重要、最基本的两项治疗措施，可用六个字来加以概括——"管住嘴，多动腿"。在此基础上，根据肥胖症个人具体情况加上其他治疗，如药物、心理等综合治疗，就能取得更好的效果。

（一）基础治疗

1. 饮食治疗

是指通过减少能量的摄入，人为地造成能量摄入不足，以动员体内储存的能量释放，减少体内脂肪贮存量，达到减轻体重目的的一种治疗方法，是肥胖症综合治疗中一项最为重要且必不可少的治疗方法。常用的方法有饮食限制疗法、低热量平衡饮食疗法、极低热量饮食疗法和绝食疗法等。饮食限制疗法是适当限制患者摄入的总热量，一般为 5 023 ~ 7 535 kJ，适合超重或轻度肥胖者；低热量饮食疗法也是肥胖症患者常用的饮食控制方法，热量的摄入限制在每天 2 512 ~ 5 023 kJ，可照顾到常量元素和微量元素的供给，可在较长时间内达到减重效果，有较好的接受性，适合于中度肥胖的患者；极低热量饮食疗法是指除补充人体所必需的蛋白质、维生素、微量元素及食物纤维外，将每天的能量摄入限制在 2 512 kJ 以内，是一种快速减肥的饮食控制方法，通常减肥幅度较大，初期效果好，以后逐渐减缓，停止后可发生反弹，该法可引起组织蛋白酶分解增多而出现不良反应，因此当体重下降到一定程度时，应逐步过渡到低热量平衡饮食；绝食疗法分为间歇绝食疗法和完全绝食疗法，这种饮食可使体重每周降低 1.5 ~ 2.5 kg，有一定的危险性，使用不宜超过 16 周，因此绝食疗法实际应用很少。

食物中的营养素在人体内不能被完全消化利用，一般在体内的供热量可按每克蛋白质 16.8 kJ（4 kcal）、脂肪 37.8 kJ（9 kcal）、碳水化合物 16.8 kJ 计算，这个数值称为热能系数。由于人每天都会有代谢，所以一定要有最基本的热量摄入以维持身体所需，一般来说，男性一日所需为 1 500 kcal，女性则为 1 200 千卡。以下介绍一种简易的食物热量计算方法，用起来十分方便。食物交换份是将食物按其所含营养成分的比例分为 6 类，说明各类食物提供同等热卡 90 kcal 的重量，叫作 1 份食物交换份。也就是说每份各种食物都是提供 90 kcal 的热量，以便交换使用。

1 份主食：米、面，各种干豆类及干粉条等各 20 g，豆腐类约 10 g。

1 份新鲜蔬菜：各种绿色蔬菜、茄子、西红柿、菜花、黄瓜、苦瓜、冬瓜 500 g；青椒、豆角、洋葱、胡萝卜、蒜薹 200 ~ 350 g；毛豆、豌豆、各种根茎类蔬菜 100 g。

1 份新鲜水果：西瓜 500 g，各类水果 200 g。

1 份生肉类或鲜蛋：20 ~ 50 g 各种畜肉、禽肉 70 g、鱼虾类 80 ~ 120 g、鸡鸭蛋 1 个或鹌鹑蛋 6 个。

1 份浆乳：170 ~ 220 mL 脱脂乳、240 mL 豆奶。

1 份油脂：9 g 豆油、15 g 芝麻酱、25 g 葵花籽、12.5 g 核桃仁。食物交换份给我们提供了热能 90 kcal 的各种食物的重量，能在日常生活中自由调换。

低热量平衡饮食方案总热量分配：如按每天总热量 1 000 kcal 计算，蛋白质供应热量占总热量的 26%（260 kcal），折合蛋白质 65 g；碳水化合物占总热量的 50%（500 kcal），折合糖类 125 g；脂肪占总热量的 24%（240 kcal），折合脂肪 27 g。将所进食物按三餐进行合理分配，应做到"早餐吃好，午餐不过饱，晚餐宜少"。

2. 物理治疗

很多物理因子具有较好的增强肌肉收缩、内生热透汗的作用，能增加热消耗，因此具有很好的减肥效果。

（1）高频电疗：采用短波和超短波的高频透热作用，让患者发汗。治疗剂量以耐受量为限，每天 1 次，每次 20 分钟，20 天为一疗程。

（2）中频电疗：采用电脑调制中频治疗仪刺激肌肉，将多余的脂肪转成热能消耗掉。把电极放在需要减肥的部位，治疗剂量以引起最大的肌肉收缩而能耐受为限，每天 1 次，每次 30 分钟，20 天为一疗程。

（3）运动治疗：运动治疗是指通过运动锻炼来消耗体内多余的能量，以减少体内脂肪贮存量，达到减轻体重的方法，是治疗和预防肥胖症的有效手段，是减肥的关键。运动时，可提高脂蛋白酯酶的活性，促进脂肪的分解。短时间大强度的运动主要由糖提供能量，可消耗多余的糖并防止其转化为脂肪，也有减肥作用。而中等强度、长时间的运动主要由游离脂肪酸提供能量，这种耐力性运动可大量消耗热能，是肥胖症运动治疗的主要方式。运动时，血浆胰岛素水平降低，而肌肉组织利用葡萄糖增加，反映了运动可增加肌肉组织对胰岛素的敏感性，减轻胰岛素抵抗。因此，运动对并发有高胰岛素血症或有胰岛素抵抗的肥胖症患者有特殊的治疗作用。运动可降低血中三酰甘油及低密度脂蛋白胆固醇水平，提高高密度脂蛋白胆固醇水平，对防止血管粥样硬化及心、脑血管病变有重要意义。运动可加强心肌收缩力，增加胸廓及膈肌的活动度，加深呼吸，增加肺活量，从而改善心肺功能，提高人体健康水平。肥胖症的运动治疗主要以中等强度、较长时间的有氧运动为主，辅以力量性运动及球类运动等。

1）运动类型：目前普遍流行的有节律的动力性有氧运动主要有长距离步行、慢跑、骑自行车、游泳、做健身操以及其他的水中运动（如水中行走、跑步、跳跃、踢水、球类游戏等）。有研究表明，水中运动被认为是最有效的减肥运动。力量性的运动主要是进行躯干和四肢大肌群的运动，主要运动方式有仰卧起坐、下蹲起立、俯卧撑等，也可以利用哑铃或拉力器进行力量练习。科学研究表明，有氧运动可以有效改善循环系统、呼吸系统的功能，提高人体的最大吸氧量，但并不提高机体瘦体重的含量；力量练习虽然不能有效地改善心肺功能及最大摄氧量，但却可以明显增加体内瘦体重的含量。瘦体重的增加可以提高人体安静状态下的代谢率，就是说瘦体重多的人比瘦体重少的人消耗的能量要多。因此，有氧运动加力量练习是最有效的减肥方法。

2）运动强度：有氧运动强度是有氧锻炼的一个重要因素，因为它与能量来源、能量需求、氧消耗量、运动伤害等因素有关，运动强度大小常以心率、耗氧量及安静时能量或耗氧量的倍数（METS）来表示。由于每个人的年龄、体能和健康等状况不同，有氧运动量也不相同。40% VO_{2max} 有氧运动过程中，脂肪动员程度较大，随着运动强度的增加，机体糖代谢加强，脂代谢减弱。研究结果表明，肥胖者采用 40% VO_{2max} 有氧运动强度进行减肥健身锻炼不仅能更大程度地动员脂肪供能，而且相对不易疲劳，主观体力感觉也易于接受。由于最大耗氧量指标比较难测定，且使用起来不方便，通常人们利用心率表示有氧运动强度。运动强度一般为 60% ~ 70% 最大心率（HR_{max}），一般人的最大心率 = 220 − 年龄（经常运动者的最大心率 = 210 − 0.8 × 年龄）。

3）运动时间：有氧运动时，每次运动时间应持续 60 ~ 80 分钟，其中包括准备运动时间 5 ~ 10 分钟，靶运动强度运动时间 30 ~ 50 分钟，放松运动时间 5 ~ 10 分钟。美国运动医学会建议每天以靶运动强度持续练习 30 ~ 60 分钟，每次活动能量消耗为 300 kcal 左右，这样减肥健身效果才较明显。有研究表明，人在运动过程中随着靶运动锻炼时间的延长，脂肪供能比例增大，如 40 分钟、90 分钟、180 分钟的连续运动，脂肪酸供能分别占总耗能的

— 123 —

27%、37%、50%。从年龄角度，青少年靶运动运动时间每次不少于1小时，中老年人每次30~40分钟。

4）运动频率：一般认为每周至少3次，5~7次则较为理想。若患者情况允许，有氧运动也可每天早晚各1次，以增加热量的消耗，提高减肥效果。

5）注意事项：运动实施前后要有准备运动和放松运动，主要是运动关节的活动和韧带的牵伸，避免心脑血管意外事件的发生。肥胖症患者，尤其是60岁以上者常合并骨关节退行性改变，运动中易招致膝、踝等关节损伤，运动时穿轻便软底鞋，同时指导患者选择适当的下肢减重的运动方式。运动应循序渐进，开始时运动强度较低，时间短，而后逐渐延长时间，增加强度。采用集体治疗法，有利于患者之间的相互交流，树立信心，长期坚持。

根据1周内减体重不应超过0.45 kg的标准，按照医学的观点，由于0.45 kg脂肪可以产生近似3 500 kcal的热量。1周内运动总量为3 500千卡的热量，每天的运动量为500 kcal。根据个人的爱好和身体状况选择运动方式减肥。

3. 运动治疗与饮食控制相结合

运动锻炼不可避免地会引起食欲增加、消化功能增强，若不做适当的饮食控制，就难以达到减肥的效果。运动治疗和饮食控制相结合，既可以有效地产生热量负平衡，又能避免大运动量所带来的劳累，以及过严的饮食控制带来的不利影响，使减肥效果更加明显和持久。如果每次进行40分钟中等强度的运动，消耗1464 kJ热量，每周运动3天，共消耗约4 390 k热量；再加上每天减少约1 435 kJ热量摄入，每周可减少约10 042 kJ热量摄入，这样每周约可减重0.45 kg；如果每周运动5天，共消耗约7 324 kJ热量，即每天只需减少1 045 kJ热量摄入，也能同样达到减肥的目的。这种减肥方法灵活多样，而且疗效持久，易被患者所接受。同时运动减重主要减少的是脂肪，并不影响瘦体重。因此，目前认为坚持不懈的运动锻炼，配合适当的饮食控制，是减轻体重及维持体重、防止肥胖复发的重要措施。

（二）作业治疗

通过维持日常生活所必需的活动，各种职业性的工作活动，消遣性作业活动的作业治疗，改善躯体功能，改善心理状态，克服孤独感、自卑感，恢复社会交往，提高职业技能。对于严重肥胖的患者，要对生活和工作环境进行改造，有利于恢复其正常生活和工作。

（三）康复辅具使用

由肥胖引起的膝、踝关节疼痛和腰腿痛，可采用矫形器固定。由肥胖引起的行动不便可采用拐杖、轮椅或减重支架帮助其步行。

（四）心理治疗

肥胖症的心理康复是用心理学的方法，通过康复医师或心理治疗师的言语，使患者了解肥胖症的发病原因及有关影响因素，获得对肥胖症的正确认识，从而消除可能存在的病理心理状态，建立起康复的信心。肥胖症的心理康复可采用多种心理治疗形式，如针对肥胖症的病理心理，采取劝慰、关切、开导等方法，消除患者对肥胖的悲观、紧张或漠不关心等心理，调动患者的积极性；通过心理转换的方式，使肥胖症患者消除有害的情绪，建立良好的心境；采用强化减肥行为的方式，对减肥行为表现良好者给予表扬，对不认真执行减肥方案而失败者给予批评教育。

（五）药物或其他治疗

1. 药物治疗

有些药物具有抑制食欲、抑制营养素在肠道吸收的作用，有些药物具有促进体内代谢、增加体内消耗的作用。因此，在一定条件下，药物治疗可作为一种减肥的辅助手段。但由于药物治疗肥胖症疗效不稳定，不良反应大，并且停药后容易重新肥胖，因此，只有在饮食控制和运动治疗减肥效果不满意时，酌情考虑应用药物作为辅助治疗。常用的减肥药物有食欲抑制剂、双胍类口服降糖药和激素类。

2. 行为治疗

行为治疗是帮助肥胖者改变不良的生活习惯，建立健康的饮食和运动习惯，达到减轻体重、成功维持体型的治疗方法。行为治疗的方法包括自我检测、刺激控制、认知重塑、应激处理、社会支持等。这些干预对于肥胖症患者短期体重减轻疗效较好，但对于长期保持较低体重的效果略差。因为肥胖症是一个不易治愈的慢性状态，所以行为干预一方面需要覆盖面广，包括生存质量、良好的心理素质、较低的心血管危险因素等；另一方面需要持久的干预，而非短暂的限时的治疗模式，否则很难收到长期的疗效。

3. 手术治疗

对局部部位的肥胖可采用此法，如吸脂手术、胃大部切除术等。

4. 针灸治疗

针灸治疗能有效抑制患者亢进的食欲，从而减少热量摄入，同时可促进能量代谢，增加能量消耗，加强体脂分解，最终达到减肥效果。另外，针灸还能够激活饱和中枢，使饱和中枢兴奋水平升高，抑制饥饿中枢的活动。

5. 按摩治疗

患者取卧位，术者按肺经、胃经、脾经、膀胱经走向进行按摩推拿、点穴。腹部按摩减肥法是一种简单有效的方法。常用穴位有关元穴、天枢穴、中脘穴等。

（六）康复护理

可以为患者建立健康档案，进行信息化的管理。在饮食上，每天根据患者制订的热量摄入情况，监督患者的日常饮食，严格控制摄入热量。强调运动疗法对减肥的重要性，根据运动处方内容，督促患者坚持不懈地进行运动。对有并发症的患者进行针对护理。

五、功能结局

（一）生理功能

肥胖症患者如若长期持续肥胖状态，会出现各种并发症而影响寿命。有人对 26.3 万人调查发现，超过正常体重 4.5 kg 的人，死亡率增加 8%；超过正常体重 9 kg 的人，死亡率增加 18%。

（二）心理功能

因肥胖而产生各种消极的心理反应，影响患者参加社会交往活动。

（三）社会参与能力

上述结局将影响患者的日常生活功能和社会功能，使患者的生活质量下降，造成重返社会障碍的结局。

六、健康教育

减肥始于预防，坚持预防是必须建立的理念。肥胖是逐渐形成的，它的治疗干预也要逐步进行。最有效的治疗是行为饮食控制和自我锻炼矫正，并自觉长期坚持。

（一）饮食起居

通过控制脂肪和含糖食品的摄入，加强锻炼，使摄入总热量低于消耗量。蛋白质含量不低于每日每千克标准体重 1 g，或占总热量的 20%，应有足够的维生素和其他营养素，可适当增加蔬菜，避免甜食、油煎食物、巧克力等。改变进食行为，例如改变进餐时间、进食量，增加咀嚼次数，减慢进食速度，避免进食时看电视、听广播等，在疲乏、厌烦、抑郁期间应克服进食冲动。

（二）自我运动训练

长期坚持有氧运动，循序渐进，运动方式及运动量因人而异。目前认为低强度、低冲击性、持续时间较长的运动项目较好，如步行 1 小时，或爬山、划船、打球、跑步等。如无特殊疾病，运动量以达到最大心率的 60% 为宜。

（三）休闲性作业活动

宜多到户外参加文体活动，如各种球类运动、跳舞、跳绳、太极拳，女性患者可练瑜伽等。

（四）注意事项

肥胖症的康复治疗是一项长期艰苦的工作，在治疗中要以持之以恒、循序渐进、注意安全。避免为了追求短时间内减轻体重而随意加大运动量，或进行过严的饮食控制，以免损害健康。对心肺功能不全的肥胖症患者，应在医护人员的指导下进行运动锻炼。通过定期测试体重和体脂，调整运动项目和强度，争取顺利地达到预期目的。

（陈　丹）

第八章

骨科康复治疗方法

第一节　关节活动度训练

人体全身的骨骼主要依靠关节来连接，如果疾病、外伤等原因影响关节功能时，就会严重妨碍人体的正常活动。关节活动度（range of motion，ROM）是指关节运动时所通过的运动弧。对于两个长骨所构成的关节，关节活动度就是关节的远端骨朝向或离开近端骨运动的过程中，远端骨所达到的新位置与开始位置之间的夹角，即远端骨所移动的度数，而非关节远端骨与近端骨之间的夹角。关节活动度训练是指利用各种方法以维持和改善关节活动度的训练。

一、影响关节活动度受限的因素

1. 生理性因素

包括拮抗肌的肌张力，如髋关节的外展动作受到内收肌张力的限制，使其不能过度外展；软组织相接触，如髋膝关节屈曲与胸腹部相接触而影响髋膝关节的过度屈曲；关节韧带的张力，如膝关节伸展时会受到前交叉韧带、侧副韧带等的限制；关节周围组织的弹性情况，关节囊薄且松弛，关节的活动度就大；骨组织的限制，如肘关节伸展时，会因骨与骨的接触而限制肘过伸。

2. 病理性因素

包括关节周围软组织挛缩，在临床上由于关节长期制动、创伤、烫伤等造成肌肉皮肤短缩，形成瘢痕而导致挛缩；神经性肌肉挛缩，包括反射性挛缩、痉挛性挛缩和失神经支配性挛缩；粘连组织的形成，如关节受损后会有浆液纤维组织渗出，局部出现胶原纤维，导致了粘连的形成；关节内异物；关节疾病，如类风湿关节炎、异位骨化等疾病都会致使关节活动度受限；疼痛（保护）性肌痉挛，关节损伤后由于疼痛而限制关节的活动以及引发保护性痉挛，产生继发性粘连和挛缩，造成关节活动受限；关节长时间制动，关节周围的结缔组织是由网硬蛋白和胶原纤维组成，关节损伤制动使网硬蛋白和胶原纤维沉积，形成致密的网状结构，导致关节活动受限。

二、关节活动度训练的基本原则

1. 反复原则

只有反复多次、持续较久的牵张方能使纤维组织产生较多的塑性展长，因此关节活动度训练必须采用反复多次或持续一定时间的牵张方式；训练要循序渐进，以防软组织发生损伤。

2. 安全原则

训练应在无痛及患者耐受的范围内进行，尽量避免过力过量，使患者尽可能放松，应在活动关节及相邻关节稳定性许可的范围内进行，避免继发损伤。如腰椎骨折患者早期康复训练时屈髋不宜超过 90°。

3. 顺序原则

按照固定近端、活动远端的原则进行，由近端到远端的逐个关节进行训练。

4. 综合治疗原则

关节活动度训练中还可以配合理疗或者药物治疗等措施，以达到增强疗效的目的。

三、关节活动度训练方法

通常将关节活动度训练分为被动和主动训练，当患者的被动活动达到全范围关节活动度后，就可逐渐过渡到辅助主动甚至主动关节活动度的训练。辅助主动关节活动度训练的辅助力可以由治疗师、患者健肢、训练器械等提供。虽然目前利用各种器械进行 AROM 和 PROM 训练已得到广泛应用，但在临床使用中，治疗师结合患者的具体情况进行被动、辅助主动和主动关节活动度的训练仍是关节活动度训练的基础和主要方法。以下就被动关节活动度训练进行详细阐述。

1. 肩关节

（1）屈曲：患者仰卧位，治疗师一只手握住患者肘关节下方手臂使其呈伸展位，另一只手握住腕关节，然后慢慢把患者上肢沿矢状面向上高举过头，完成肩关节的屈曲动作（图 8-1）。

（2）外展：患者仰卧位，治疗师一只手握住患者肘关节下方手臂，另一只手握住腕关节，肘关节可屈曲，然后慢慢把患者上肢沿额状面向躯体外侧展开。注意若要达到关节最大外展活动度，须将肱骨外旋后再继续移动至接近患者同侧耳部（图 8-2）。

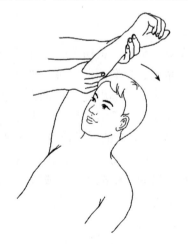

图 8-1 肩关节屈曲

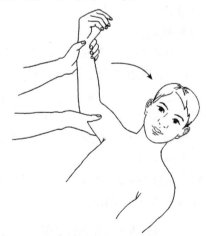

图 8-2 肩关节外展

（3）内旋和外旋：患者仰卧位，肩关节外展 90°伴肘关节屈曲 90°，治疗师一手固定肘关节，另一只手握持患者的腕关节，以肘关节为轴，将前臂向前、向后运动，完成肩关节的内旋、外旋活动（图8-3）。

2. 肘关节

屈曲和伸展：患者仰卧位，上肢外展，治疗师一只手固定肘关节，另一只手握持患者的腕关节，做肘关节的屈曲及伸展动作（图8-4）。

3. 前臂

旋前和旋后：患者肘关节屈曲90°，治疗师一只手固定肘关节，另一只手握住患者前臂远端，旋转前臂，进行前臂的旋前和旋后运动（图8-5）。

4. 腕关节

掌屈和背伸：治疗师一只手握住腕关节下方，另一只手四指握患手的掌面，拇指在手背侧，做腕关节的掌屈、背伸动作（图8-6）。

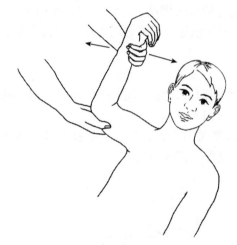

图8-3 肩关节内旋和外旋

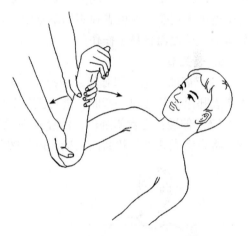

图8-4 肘关节屈曲和伸展

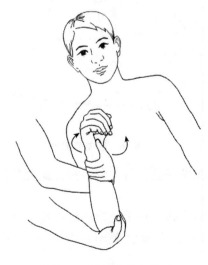

图8-5 前臂旋前和旋后

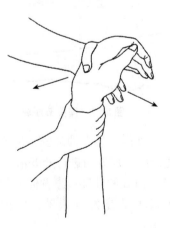

图8-6 腕关节掌屈和背伸

另外，根据多年的临床工作经验，在进行上肢肩、肘、腕关节的被动运动时，通常会将上述的各个分解动作综合起来进行训练，也就是利用一套手法来完成上肢多个关节的被动活动，称为"多向被动运动手法"。

此方法分为两部分：一部分是不包含肩关节内旋、外旋的动作，只进行肩关节的屈曲、伸展、内收、外展以及肘关节的屈曲、伸展等动作，其主要目的在于放松肢体、缓解肌肉疲劳、维持关节活动度。另一部分则是加入了肩关节内旋、外旋动作，在第一部分的基础上进一步扩大关节的活动度。其方法是治疗师的一只手掌心向上握住患者的手，作为控制运动方向的"引导手"，另一只手则以掌心支持患者的肘关节进行上述肩、肘关节的运动。

进行肩关节运动时的关键是以控制患者肘关节的手进行肘关节向上、向下方向的运动，使肩关节能够完成内旋、外旋的运动。

通过多年的临床实践证明，利用"多向被动运动手法"进行关节被动运动时的最大优点是可以根据患者的关节功能受限程度而采取循序渐进的方式训练，逐渐增加运动的角度，易于被患者接受，使患者在不知不觉中出现改善，一套手法综合了平时需要多个单关节的重复运动，简便而且易于操作。

5. 髋关节

（1）屈曲：患者仰卧位，治疗师一只手托住患者腘窝处，另一只手托住足跟，双手将患者大腿沿矢状面向上弯曲，进行髋关节的屈曲活动（图8-7）。

（2）伸展：患者俯卧位，治疗师一只手握住患者踝关节上方，另一只手托住膝关节前部，将患者大腿沿矢状面向上抬，进行髋关节的伸展动作（图8-8）。

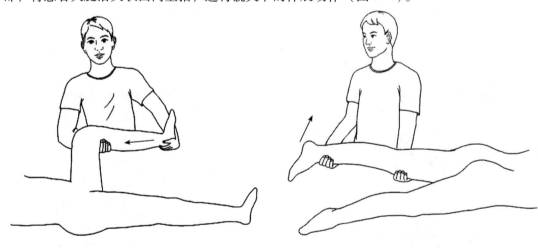

图8-7　髋关节屈曲　　　　　　　　　　图8-8　髋关节伸展

（3）外展：患者仰卧位，治疗师一只手托住膝关节下方，另一只手握住踝关节，将患者大腿沿额状面方向进行外展活动（图8-9）。

（4）内旋和外旋：患者仰卧位，髋关节屈曲，治疗师一只手扶持小腿近端，另一只手握住足跟，以髋关节为轴，向内、向外侧摆动小腿，完成髋关节的外旋和内旋动作（图8-10）。

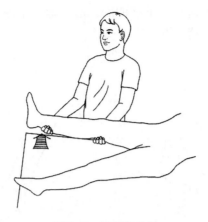

图 8-9　髋关节外展

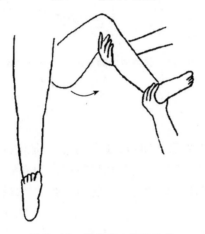

图 8-10　髋关节内旋和外旋

6. 踝关节

（1）背屈和跖屈：患者仰卧位，下肢伸展。进行背屈时，治疗师一只手固定踝关节上方，另一只手握住足后跟，利用治疗师的前臂贴住患者脚掌及外侧，用力向上方拉动。进行跖屈时，治疗师一只手握持足背，另一只手固定足跟，往下压足背（图 8-11）。

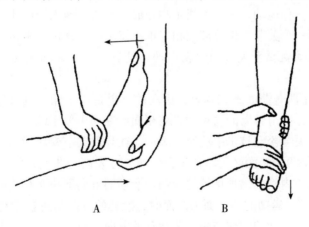

A　　　　　　　　B

图 8-11　踝关节背屈（A）和跖屈（B）

（2）内翻和外翻：患者仰卧位，下肢伸展，治疗师一手固定踝关节，另一只手握住足前部，完成踝关节的内翻、外翻动作（图8-12）。

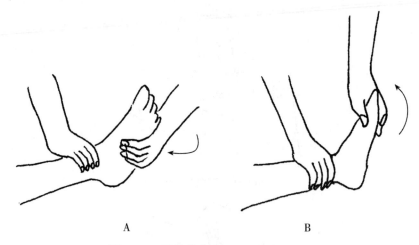

A   B

图8-12 踝关节内翻（A）和外翻（B）

四、关节松动技术

1. 概念

关节松动技术也称"麦特兰德（Maitland）"手法，是治疗者在患者关节活动允许范围内完成的徒手操作技术，通常用于治疗关节功能障碍，如疼痛、可逆的活动受限或者僵硬，具有针对性强、见效快、痛苦小、患者易于接受的特点，是骨科患者关节活动受限较为常用的治疗方法。

2. 原理

关节松动技术的基本原理是利用关节的生理运动和附属运动作为治疗手段。

（1）关节的生理运动：关节在生理范围内完成的运动，如关节的屈曲、伸展、内收、外展及旋转等。生理运动可以由患者主动完成，也可以由治疗师被动完成。

（2）关节的附属运动：关节在自身及其周围组织允许范围内完成的运动，是维持关节正常活动不可缺少的一种运动，一般不能主动完成，需要由他人帮助才能完成。如一个人不能主动地使脊柱任何一个关节发生分离或相邻椎体发生前后移位、旋转，但别人可以帮他完成上述活动，这些活动就属于关节的附属运动。关节的附属运动主要包括滚动、滑动、旋转、挤压和牵引。

1）滚动：特点是两骨骼面不相吻合，滚动的结果是产生角运动（摆动），滚动的方向与关节面的凹凸无关，常与骨骼的角运动方向相同。滚动一般不能单独发生，会伴随着关节的滑动和旋转。在做关节松动技术手法时，滚动往往导致关节受压而不单独使用。

2）滑动：特点是两骨骼面必须非常吻合，如果骨表面是曲面，两骨表面的凹凸程度就要相同。因此，在关节内不会出现单纯的滑动。滑动的方向取决于移动面的凹凸形状，即通常所说的"凹凸定律"：运动的关节面为凸面时，滑动的方向与骨骼角运动的方向相反；运动的关节面为凹面时，滑动的方向与骨骼角运动的方向一致。这也是关节松动技术中使用滑动手法时决定施力方向的基础。

3）旋转：特点是骨骼围绕静止的机械轴进行旋转，很少单独发生，常与滑动和滚动一起进行。

4）挤压：指两骨骼间关节腔减小。在肌肉发生收缩时，会发生一定程度的挤压，可保证关节的稳定性。当挤压异常增高时会使关节软骨发生退行性病变。

5）牵引：指关节面的牵开或分离。沿骨的长轴进行牵拉称为长轴牵引；当骨的运动方向与骨的长轴方向不同，与关节面呈直角方向时称为关节牵引或关节分离（图8-13）。牵引手法常与其他手法组合使用。

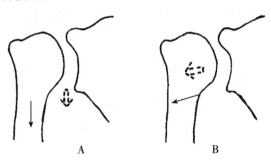

图 8-13 关节松动牵引技术

A. 长轴牵引；B. 关节分离

6）治疗平面（treatment plane，TP）及施力方向：治疗平面是指与运动轴中心至关节凹面中心的线相垂直的一个平面。关节牵引技术的施力方向垂直于治疗平面，滑动技术的施力方向平行于治疗平面，骨骼滑动的方向是由凹凸定律决定（图8-14）。

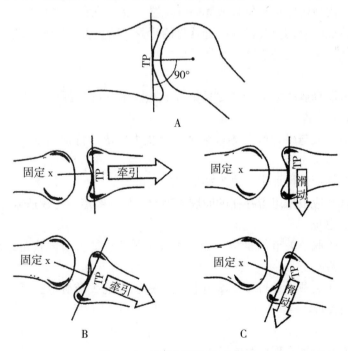

图 8-14 治疗平面与施力方向

A. 治疗平面 TP；B. 关节牵引施力方向；C. 关节滑动施力方向

3. 手法分级

关节松动技术的一个特点就是对治疗师施加的手法进行分级，按照关节的活动范围和治疗师所应用手法幅度的大小，将手法划分为 4 级（图 8-15）。具体的分级方法为：①Ⅰ级，治疗师在关节活动的起始端，小幅度、节律性地来回推动关节；②Ⅱ级，治疗师在关节活动允许范围内，大幅度、节律性地来回推动关节，但不接触关节活动的起始和终末端；③Ⅲ级，治疗师在关节活动允许范围内，大幅度、节律性地来回推动关节，每次均要接触到关节活动的终末端，并能感觉到关节周围软组织的紧张；④Ⅳ级，治疗师在关节活动的终末端，小幅度、节律性地来回推动关节，每次均接触到关节活动的终末端，并能感觉到关节周围软组织的紧张。

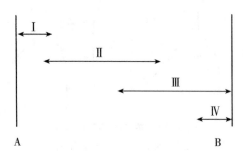

图 8-15　手法分级
A. 关节活动起始端；B. 关节活动终末端

4. 治疗作用

（1）恢复关节内结构的正常位置或无痛性位置，改善关节活动范围。

（2）促进关节液的流动，提供并改善软骨的营养，防止关节退变，缓解疼痛。

（3）增加本体反馈，提高机体的平衡反应。

5. 治疗原则

（1）患者应采取舒适的姿势，并尽可能地放松。治疗师选择便于操作且能够充分利用重力完成关节运动的位置。

（2）治疗师应扩大与患者的身体接触区，使受力广泛。特别需要注意的是，固定近端骨，活动远端关节。

（3）治疗前后均应进行评定，以观察治疗的效果。

（4）手法的选择应根据患者存在的问题来确定，如一般疼痛比较适合使用振动手法。

6. 适应证和禁忌证

（1）适应证：①脱位关节的复位，如肩关节半脱位；②关节内错乱组织的复位；③关节内及周围组织的粘连。

（2）禁忌证：①关节活动过度；②外伤或疾病引起的关节肿胀；③关节炎症；④恶性疾病；⑤未愈合的骨折。

7. 具体应用

下面以桡腕关节和髋关节举例进行具体阐述。

（1）桡腕关节。关节面形状：桡骨为凹面，近侧列腕骨为凸面。治疗平面：在桡骨关节面内，与桡骨长轴垂直。固定：远端桡骨与尺骨。

1）关节牵引（图 8-16）。

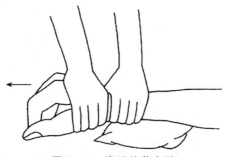

图 8-16 桡腕关节牵引

患者体位：坐位，前臂置于治疗桌面，手腕垂于桌子的边缘。

治疗师体位：一只手握住尺骨茎突，将桡骨与尺骨固定于治疗桌面。另一只手握住远排腕骨。

松动手法：将腕骨向远端拉。

作用：腕关节活动受限。

2）滑动手法。

患者体位：同牵引手法时的体位。

治疗师体位：同牵引手法时的体位。

松动手法：握住远排腕骨的手做松动。

作用：向背侧滑动可改善屈曲（图 8-17A）；向掌侧滑动可改善伸展（图 8-17B）；向桡侧滑动可改善尺偏；向尺侧滑动可改善桡偏的活动度（图 8-17C）。

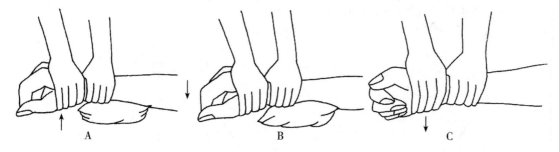

图 8-17 桡腕关节滑动手法
A. 背侧滑动；B. 掌侧滑动；C. 尺侧滑动

（2）髋关节。关节面形状：髋臼为凹面，股骨头为凸面。固定：以皮带将骨盆固定在治疗床上。

1）负重面牵引（图 8-18）。

患者体位：髋关节休息位，膝关节伸直。

治疗师体位：站在治疗床尾端，治疗师双手握住患者足踝近端。

松动手法：治疗师身体后仰，牵拉患者下肢，做长轴牵引。

作用：控制疼痛。

2）向后侧滑动（图 8-19）。

患者体位：仰卧位，髋部在床尾端。健侧髋、膝关节屈曲，并用双手环抱健腿，治疗侧髋关节休息位。

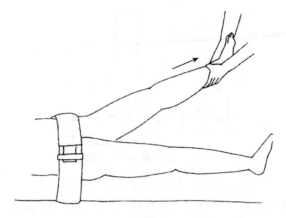

图 8-18　髋关节负重面牵引

治疗师体位：站在患者患腿内侧，远端手放在大腿末端下方，近端手放在大腿近端前面。

松动手法：治疗师近侧手给予向后的作用力。

作用：改善屈曲和内旋的活动度。

3）向前滑动（图 8-20）。

患者体位：俯卧于治疗床，髋部垂出床缘，健侧足着地。

治疗师体位：站在患者大腿内侧，远端手握住小腿，近端手放在大腿近端后面。

松动手法：治疗师近端手给予向前的作用力。

作用：改善伸展及外旋的活动度。

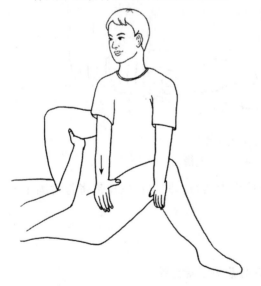

图 8-19　髋关节向后侧滑动

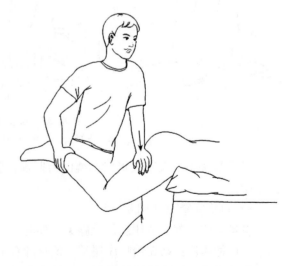

图 8-20　髋关节向前滑动

（朱晓君）

第二节 肌力增强训练

肌力指在肌肉骨骼系统负荷的情况下，肌肉为维持姿势、启动或控制运动而产生一定张力的能力，即肌肉收缩时所能产生的最大力量。

肌肉收缩的类型包括：①等长收缩，即肌肉收缩时肌张力明显增高，但肌长度无变化，也不发生关节运动；②等张收缩，即肌肉收缩时肌张力基本保持不变，但肌长度发生变化，产生关节运动。等张收缩又可分为向心收缩和离心收缩。向心收缩指肌肉收缩时，肌肉的起止点彼此靠近，肌肉长度缩短的收缩形式。离心收缩指在拮抗肌的作用下，肌肉收缩时肌肉的起止点彼此远离，肌肉长度增加的收缩形式。

影响肌力的因素主要有：①肌肉的横截面积，肌肉的横截面积越大，肌力就越大；②肌纤维类型，骨骼肌纤维可分为白肌纤维、红肌纤维和中间肌纤维，当白肌纤维所占比例高时，肌肉收缩力量大；③肌肉收缩类型及收缩速度，离心收缩过程中产生的肌力最大，其次为等长收缩，最小的是向心收缩；④肌肉的初长度，肌肉初长度指肌肉收缩前的长度，一般认为肌肉的初长度为其静息长度的 1.2 倍时产生的肌力最大；⑤肌腱和结缔组织的完整性；⑥中枢和外周神经系统调节；⑦个体状况，如年龄、性别、心理因素等。

肌力增强训练应选择适当的训练方法。根据训练目的、疾病、时期及肌力级别的不同选择不同的训练方法。例如，对 1 级肌力或 0 级肌力但有动作电位的肌肉可应用肌电生物反馈训练。

一、肌力训练的原则

1. 阻力原则

无阻力状态下的训练不能达到增强肌力的目的，因此在训练中必须给予一定的阻力。阻力可来自肢体自身的重量或肌肉运动时外加的阻碍力量等。施加的阻力应达到足以使患者发挥最佳能力，但又不能过大而阻止患者完成活动，要根据患者的情况逐渐加大。

2. 超量负荷原则

只有使运动强度、运动时间、运动频率、运动周期这 4 个基本条件达到一定水平，才能达到肌力增强的目的。

（1）运动强度：常用最大肌力的比例或相对 1RM 或 10RM 的比例为患者选择合适的运动强度。1RM 即 1 次抗阻力运动的最大值，指受测试者仅能完成 1 次全关节活动度的最大抗阻力重量。10RM 即 10 次抗阻力运动的最大值，指受测试者能连续运动 10 次所能对抗的最大阻力。当肌收缩强度相当于最大收缩强度的 40% 时，对增强耐力有效，收缩强度增加时对增强肌力有效。

（2）运动时间：包括肌肉收缩时间和运动时间。运动时间是指 1 次训练所需要的时间。肌肉收缩时间常用于等长收缩的训练。

（3）运动频率：包括肌肉收缩频率和运动频率。肌肉收缩频率指 1 次训练中肌肉收缩的次数，等于收缩时间加上休息时间除以运动时间。运动频率是指每日、每周或每个月的训练次数。一般肌力增强训练的频率以每周 3 次为最佳。

（4）运动周期：运动周期长短对训练效果有重要的作用。

（5）治疗方式：肌肉收缩方式不同，治疗方法也不同。

3. 反复训练原则

必须进行多次的重复收缩训练，才能达到增强和巩固肌力水平的目的。

4. 适度疲劳原则

根据超量恢复的原理，肌力训练会引起一定的肌肉疲劳，因为无明显的肌肉疲劳也无超量恢复出现，肌力训练难以取得明显的效果。但是，过度疲劳对较弱的肌肉是有害的，会极大地影响训练效果。疲劳的标志为肌力不增加反而减少、运动速度减慢、运动幅度下降、运动协调性明显降低、患者主诉疲乏劳累。一旦出现疲劳现象，原则上应停止训练。因此，肌力训练要特别注意掌握适宜的训练频度，训练间隔太短时，易引起肌肉劳损；间隔太长时，就无从积累而无法使肌肉收缩力增强。

二、肌力训练的方法

根据患者肌肉肌力的水平，临床上一般采用以下4种训练方法：辅助主动运动、主动运动、抗阻力主动运动和等长运动训练。具体训练方式包括徒手肌力训练和器械肌力训练。近年来各种专用的肌力增强设备在临床得到广泛应用，这些设备在训练过程中可以对肌力进行定量评定，同时可进行肌电监测及对运动中的心肺功能进行测定。但治疗师结合患者的具体情况进行辅助主动、主动及抗阻主动运动训练仍是肌力训练的基础和主要方法。

1. 辅助主动运动

（1）定义。指在外力的辅助下通过患者主动收缩肌肉来完成的运动或动作，助力可由患者健肢或治疗师提供，也可利用器械、引力或水的浮力来完成。

（2）适应证。适用于肌力较弱、尚不能独立完成主动运动的患者即2级肌力的患者。

（3）方法。①徒手辅助主动运动：助力来自治疗师，利用治疗师的手法来帮助患者进行主动运动。例如，患者一侧的股四头肌肌力为2级，不能在抗重力条件下完成膝关节伸展的全关节活动度的运动，可采取辅助主动运动的方式。训练时患者呈患侧卧位，膝关节屈曲，治疗师面向患者站立，一只手托起健肢，让患者的患肢主动伸展膝关节，同时治疗师的另一只手在患肢小腿后方施加助力。根据患者的进展情况，可以对助力进行调整，通过逐渐减少助力而增加肌力。②悬吊辅助主动运动：借助于器械给予助力，如利用绳索、挂钩、滑轮等简单装置，将运动的肢体悬吊起来，以减轻肢体的自重，然后在水平面上进行训练。如训练股四头肌的肌力时，患者呈侧卧位，患肢在上方，在膝关节和踝关节位置上固定悬吊带，使小腿悬空，令患肢完成膝关节屈伸的全关节活动度的运动（图8-21）。注意训练时应固定膝关节，动作要充分、缓慢，避免下肢借助惯性做钟摆样动作。根据患者的情况，可通过调节运动面倾斜度等方法来增加训练的难度。③滑车辅助主动运动：不方便使用悬吊训练的身体部位，也可利用滑车进行训练，由于肢体下面的滑轮使摩擦力减小，进行辅助主动运动。此方法较徒手和悬吊的辅助方法在难度上有所提高。

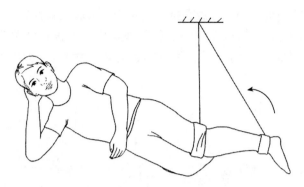

图 8 -21　膝关节悬吊辅助主动运动

2. 主动运动

（1）定义。指患者通过肌肉主动收缩而完成的运动，既无助力，也不用克服阻力。

（2）适应证。适用于肌力达到 3 级的患者。

（3）方法。在训练中应采取正确的体位和姿势，肢体处于抗重力位。运动中避免外加阻力，完成动作要缓慢，防止代偿运动，注意训练的安全。例如训练上肢肱二头肌的肌力时，患者取坐位，将上肢置于台面上，肘关节伸展，前臂旋后位，手掌朝上，完成肘关节屈曲的动作。如能反复完成全关节运动，可开始适当增加阻力（图 8 -22）。

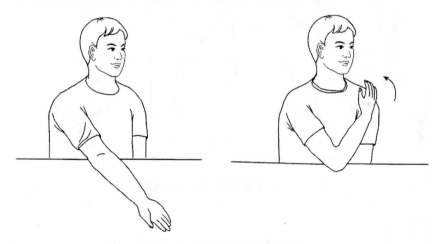

图 8 -22　肘关节屈伸主动运动

3. 抗阻力主动运动

（1）定义。指在肌肉收缩过程中，同时克服外来阻力完成的运动。

（2）适应证。适用于肌力达到 4 级或 5 级的患者。

（3）方法。①徒手抗阻力主动运动，阻力来自治疗师，因此可以根据患者的具体情况随时进行阻力大小的调整，效果较好。运动时要固定关节的近端，缓慢施加阻力，阻力的方向与运动的肢体成直角。例如，进行股四头肌抗阻力运动时，患者取坐位，下肢自然下垂，治疗师一手固定其大腿远端，另一只手在小腿远端给予阻力，使患者抗阻力完成膝关节伸展的全关节活动度的运动（图 8 -23）。②重物抗阻力主动运动，直接拿起重物或把重物系在身体某部位进行练习。例如，进行股四头肌抗阻力运动时，患者取椅座位，下肢自然下垂，将大腿固定，在踝关节处绑沙袋，让患者抗重物重力完成膝关节伸展的全关节活动度的运动（图 8 -24）。③弹簧抗阻力主动运动，例如利用弹簧作阻力进行膝关节伸展的肌力增强训练。④水中抗阻力主动运动，利用浮力可以辅助运动，对抗浮力的运动就是抗阻力主动运动。

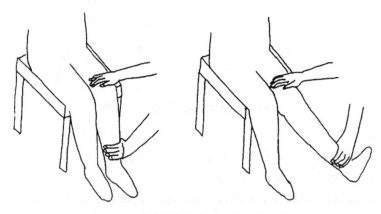

图 8 -23　膝关节伸展徒手抗阻力主动运动

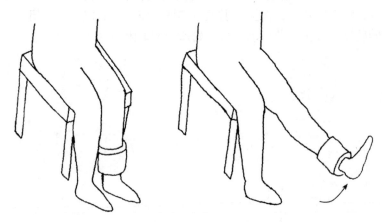

图 8 -24　膝关节伸展重物抗阻力主动运动

4. 等长运动

（1）定义。肌肉等长收缩时长度基本不变，不产生关节活动，故又称为静力收缩，是肌力与阻力相等时的一种收缩形式。以等长收缩为肌肉收缩形式的运动即为等长运动。

（2）适应证。几乎适用于肌力从 1 级到 5 级的所有患者。由于等长运动是肌肉的静态收缩，不引起关节的运动，所以特别适用于骨折、关节炎以及因疼痛而关节不能活动的患者。

（3）方法。①徒手等长运动，受训肢体不承担负荷而保持肌肉的等长收缩活动。②利用器械的等长运动，利用墙壁、拉手、肋木、床、桌子、地面等固定物进行肢体肌肉等长运动。如患者在床上呈仰卧位，用脚钩住床头的栏杆，用力上抬下肢，进行股四头肌等长运动训练。

5. 运动注意事项

（1）选择适当的训练方法：根据训练目的、疾病、时期及肌力级别的不同选择不同的训练方法。

（2）阻力的施加与调节：注意施加阻力的部位、方向和强度。

（3）科学设计运动量：根据超量负荷的原则，结合患者具体情况，设计足够的运动量。

（4）固定：充分固定关节的近端，提高肌力训练效果。

（5）正确设计姿势与肢位。

（6）防止出现代偿动作。

（7）对患者进行讲解和鼓励，取得患者的合作。

三、生物反馈治疗

生物反馈疗法（biofeedback therapy，BFT）是从 20 世纪 60 年代兴起的，60 年代中期后开始应用生物反馈和自我调节的原理治疗疾病。生物反馈疗法是应用电子仪器，将人们正常意识不到的生理变化（如肌电、皮温、心率和血压等），转变为可以被人感觉到的信号，如以视觉或听觉形式显示出来，再让患者根据这些信号，学会有意识地控制自身非随意性的生理活动的治疗或训练方法。

一般情况下，人体是通过自身健全的调节机制来克服外环境的变化，而产生适应性反应，保持内环境平衡，使人体处于健康状态。人体进行自我调节的方式主要有 3 种：神经调节、体液调节和器官组织的自我调节。神经调节是人体主要的调节方式，是通过反射活动完成的。反射的基础为反射弧，包括感受器→传入神经→中枢→传出神经→效应器这 5 个环节。神经反射活动有两种，一是条件反射，可经过后天学习或训练而获得，属于高级的神经调节方式（根据巴氏学说可分为第一信号系统和第二信号系统反射）；二是非条件反射，是人与动物共有的反射活动，属于较低级的神经调节方式。

工具条件反射（属于第二信号系统反射）受意志控制，此种条件反射的建立，要通过一定的操作或使用工具，是一种比较复杂和高级的学习。生物反馈疗法多与内脏和自主神经的工具条件反射有关。形成工具条件反射时需要有 3 个基本因素。①靶反应，是实验者和受试者均希望得到的一种特异反应，如 EMG、BP、心率的变化等。②强化刺激，是当生物反馈仪出现靶反应时向受试者提供的如声、光、图像、仪表读数等的反馈信号。③有接收和放大作用的电子仪器。

生物反馈治疗的原理：人体通过对外界信息的感知而产生情绪与心理反应，出现心理边缘系统反应，刺激下丘脑和垂体而引起应激生理反应。再通过生物反馈仪，经过有意识的学习或训练，使人体间接感知体内的信息变化，产生情绪与心理反应，出现心理边缘系统反应，又刺激下丘脑和垂体从而产生生理反应，达到对应激反应的修正。生物反馈训练能加强机体对体内信息的直接感知，提高灵敏度，使间接感知转化为直接感知，达到由意识控制内环境、调节机体和治疗疾病的目的。

目前，生物反馈疗法在临床和康复医学中主要用于：降低神经肌肉兴奋性的松弛性训练（如痉挛性瘫痪、紧张性头痛等）；提高神经肌肉兴奋性的功能性训练或肌力训练（如弛缓性瘫痪、四肢瘫痪等）；调节心律失常、高血压及胃肠运动功能亢进等。

（钟玲莹）

参考文献

[1] 王俊华，陈汉波．颈椎病和下腰痛的预防与康复［M］．北京：人民卫生出版社，2014.

[2] 王艳．周围神经系统疾病及损伤的中西医康复治疗［M］．北京：科学出版社，2015.

[3] 高强．康复医学基础［M］．西安：第四军医大学出版社，2015.

[4] 古剑雄．临床康复医学［M］．北京：科学出版社，2015.

[5] 陈卓铭．特殊儿童的语言康复［M］．北京：人民卫生出版社，2015.

[6] 陈启明．骨关节医学与康复［M］．北京：人民卫生出版社，2015

[7] 范建中．神经康复病例分析脑卒中康复治疗［M］．北京：人民卫生出版社，2016.

[8] 黄建平，朱文宗．帕金森病诊疗与康复［M］．北京：人民军医出版社，2015.

[9] 郭铁成，黄晓琳，尤春景．康复医学临床指南［M］．北京：科学出版社，2016.

[10] 王文燕，李永峰，周志鹏，等．实用特殊儿童康复与训练［M］．济南：山东大学出版社，2016.

[11] 励建安，张通．脑卒中康复治疗［M］．北京：人民卫生出版社，2016.

[12] 福坦纳斯．颈背疼痛康复手册［M］．王正珍，译．北京：人民卫生出版社，2016.

[13] 桑德春．老年康复学［M］．北京：科学出版社，2016.

[14] 孙晓莉．作业疗法［M］．北京：人民卫生出版社，2016.

[15] 沈光宇．康复医学［M］．南京：东南大学出版社，2016.

[16] 李晓捷．实用儿童康复医学［M］．北京：人民卫生出版社，2016.

[17] 陈红霞．神经系统疾病功能障碍［M］．北京：人民卫生出版社，2016.

[18] 陈立典，吴毅．临床疾病康复学［M］．北京：科学出版社，2016.

[19] 刘立席．康复评定技术［M］．北京：人民卫生出版社，2016.

[20] 郭华．常见疾病康复［M］．北京：人民卫生出版社，2016.